主动健康与康复丛书

乳腺癌家庭康复

丛书主编 燕铁斌

主　　编 吴建贤 贾 杰

副主编 洪永锋 汤 铜

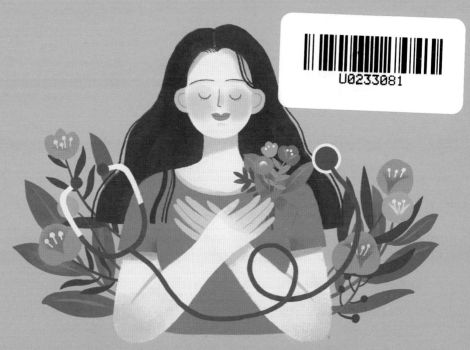

U0233081

电子工业出版社

Publishing House of Electronics Industry

北京·BEIJING

图书在版编目（CIP）数据

乳腺癌家庭康复 / 吴建贤 , 贾杰主编 . —— 北京：电子工业出版社，2023.7
（主动健康与康复丛书）
ISBN 978-7-121-45877-4

I. ①乳…　　II. ①吴… ②贾…　　III. ①乳腺癌–康复　　IV. ① R730.9

中国国家版本馆 CIP 数据核字〔2023〕第 119527 号

责任编辑：崔宝莹
印　　刷：北京瑞禾彩色印刷有限公司
装　　订：北京瑞禾彩色印刷有限公司
出版发行：电子工业出版社
　　　　　北京市海淀区万寿路 173 信箱　　　　　　邮编：100036
开　　本：720×1000　1/16　　　印张：10.25　　　字数：168 千字
版　　次：2023 年 7 月第 1 版
印　　次：2023 年 7 月第 1 次印刷
定　　价：78.00 元

凡所购买电子工业出版社图书有缺损问题，请向购买书店调换。若书店售缺，请与本
社发行部联系，联系及邮购电话：（010）88254888，88258888。

质量投诉请发邮件至 zlts@phei.com.cn，盗版侵权举报请发邮件至 dbqq@phei.com.cn。

本书咨询联系方式：QQ 250115680。

主动健康与康复丛书

《乳腺癌家庭康复》
编委会名单

主　编　吴建贤　贾　杰

副主编　洪永锋　汤　铜

编　者　（以姓氏笔画排序）

冯小军（安徽医科大学第二附属医院）

闫宁玲（河北省人民医院）

汤　铜（安徽医科大学第二附属医院）

李雪明（安徽医科大学第二附属医院）

吴建贤（安徽医科大学第二附属医院）

汪　敏（安徽医科大学第一附属医院）

沈显山（安徽医科大学第二附属医院）

张　勤（江苏省人民医院）

陈　旦（上海市静安区中心医院）

陈　豪（安徽医科大学第一附属医院）

金艾香（江苏省人民医院）

郝吉庆（安徽医科大学第一附属医院）

洪永锋（安徽医科大学第二附属医院）

贾　杰（上海市静安区中心医院）

贾　勤（浙江省人民医院）

唐　敏（安徽医科大学第四附属医院）

曹东升（安徽医科大学第二附属医院）

蒋柳雅（上海市静安区中心医院）

视频制作　卢　茜（安徽医科大学第二附属医院）

白书军（中国科技大学）

张舒婷（皖南医学院第二附属医院）

封面绘图　余迪霞

正文绘图　卢忠仁

健康是人生最大的财富。

健康最基本的要求是脏器无疾病，身体形态发育良好，体形匀称，人体各系统具有良好的生理功能，有较强的身体活动能力和劳动能力。现在，健康的涵义更为广泛，包括躯体健康、心理健康、社会适应力等诸多方面。

国家发布的《"健康中国2030"规划纲要》提到："健康是促进人的全面发展的必然要求，是经济社会发展的基础条件。实现国民健康长寿，是国家富强、民族振兴的重要标志，也是全国各族人民的共同愿望。"由此可见，国家对国民健康的重视程度。没有全民健康，就没有全面小康。目前的"以疾病治疗为中心"的被动医疗模式，难以解决人的健康问题，也不可持续。实现由"以疾病治疗为中心"的被动医疗模式向"以促进健康为中心"的主动健康模式的转变,已经成为当下健康管理的重要任务。

主动健康，就是主动获得持续的健康能力、拥有健康完美的生活品质和良好的社会适应能力。其倡导的是主动发现、科学评估、积极调整、促进健康的理念。主动健康，首先意味着每个家庭、每个国民都要对自己的健康负责；意味着广大医务工作者要以人民健康为中心，开展医学研究，提高临床工作的能力，关注生命全周期、健康全过程；意味着政府及相关部门要把健康融入万策，有效实施健康影响因素评估，为健康中国战略奠定坚实的基础。

在这样的大背景下，"主动健康与康复丛书"应运而生。本套丛书从临床常见病、多发病入手，通过简洁明了的疾病描述，详细生动的指导措施，使读者在轻松阅读间就了解了主动健康与康复的理念，同时还可以根据书中提供的内容快速掌握适合自己或家属病情的康复和预防方法。

希望本套丛书的出版，能促进主动健康先进理念的推广，为推进建设健康中国、营建和谐社会做出贡献。

故乐之为序。

美国医学科学院外籍院士
南京医科大学第一附属医院康复医学中心主任

2021年夏

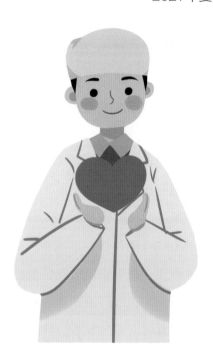

健康是每个人穷尽一生所追求的目标，人活着就是希望自己能健康、快乐地享受生活！

根据《世界卫生组织宪章》中的定义："人的健康并非是指没有疾病或不虚弱，而是指个体自身的躯体、精神与社会处于一种完美和谐的状态。"基于此，我们今天关注的健康应该包括生理健康、心理健康和良好的社会适应能力，且构建这种完美和谐的状态应该是个体可以主动参与的一个充满变化的过程。"主动健康"是在国家提出《"健康中国2030"规划纲要》后医学界频频出现的一个充满正能量的词汇。对普通大众来说，"主动健康"就是主动获得持续健康、拥有健康完美的生活和良好的社会适应能力。

"主动健康"是针对"被动健康"或"被动医学"而言的。"被动医学"或被称为"对抗医学"，它忽视了人体的自我修复和主动参与的能力，它是以个体的病灶为攻击目标，倾向于通过药物或者手术对抗、压制、切割和消除这些病灶，过于追求疾病的缓解或者各项生理指标的正常，而忽略了个体作为一个整体的功能价值。因此，"主动健康"不仅适合健康人群，同样也适合患有各种疾病的人群。从生命走过的时间长轴来看，如果说以预防和治疗疾病为主的现代医学是推动生命向"右"发展，那么以自我管理和积极参与为中心的"主动健康"则是推动生命向"左"发展的一个全新的医学模式。

我的健康我做主！我的健康我管理！

为了顺应国际医疗保健趋势，将主动健康和健康管理的基本知识和方法传授给公众，在电子工业出版社的积极策划下，我们组织了国内一批从事健康管理和临床康复的专家，编写了这套"主动健康与康复丛书"。本套丛书的编写宗旨一是普及主动健康与康复理念，让读者能比较容易地找到适合自己及家属病情的康复方法；二是介绍一些常用的可以在社区及家庭开展的适宜康复技术，方便患者及其家属在社区和家庭开展自我康复，实现主动参与健康管理的目标。

　　"健康管理"或称"管理健康"（Managed Care），这个概念是20世纪50年代末在美国被提出的。在中国，"健康管理"是以现代健康的概念（生理、心理和社会适应能力）和全新的医学模式（生理-心理-社会）以及祖国医学（中医）治未病的理念为指导，以现代医学和现代管理学的理论、技术、方法为干预手段，对健康状况及其影响因素全面评估、有效干预，其目的是用最小的投入获取最大的健康效益。因此，"主动健康"的核心就是"健康管理"。

　　"十三五规划"之后，国家提出了建设"大健康"的构想，大力推动人民群众健康从被动医疗转向主动健康管理。随着国内经济的发展、全民医疗的实现，以及慢性病、老年人口的增加，康复对象不断增多，康复市场不断拓展。党和各级政府对康复的重视，进一步推动了国内康复的全面提速发展。此外，分级诊疗模式下的医院-社区-居家康复一体化的出现，使得主动健康理念已经开始从医院延伸到社区、家庭。患者及其家属越来越不满足于传统的院内康复，渴望能了解康复、参与康复。因此，"主动健康与康复丛书"的出版顺应了社会的发展和需求。

　　"主动健康与康复丛书"的顶层设计采取开放式的编写模式，即根据普通大众和患者及其家属的需求以及市场反馈不断增加新的分册。每一分册针对某一种（类）疾病的家庭康复，希望每一分册都能成为一个独立的家庭康复医生。书的内容力求文字简洁，通俗易懂，贴近大众。为了方便读者使用，每一分册还充分利用多媒体资源，尽可能配了一些简单易学的插图和小视频。

　　承蒙参与本套丛书的各位专家和出版社的信任，让我担任"主动健康与康复丛书"的丛书主编，我定当不负韶华，只争朝夕；也感谢美国医学科学院外籍院士、南京医科大学第一附属医院康复医学中心主任励建安教授欣然为本套丛书作序，为本套丛书锦上添花！

中国康复医学会副会长
广东省康复医学会名誉会长
中山大学康复治疗学系副主任

2021 年夏于广州

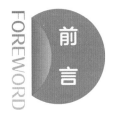

在我国，近年来乳腺癌在女性癌症中发病率稳居第一，并有逐渐年轻化的趋势。虽然目前在 20 岁之前的女性中比较少见，但 20 岁以后发病率逐渐上升；45~50 岁是乳腺癌的高发年龄段，绝经后的女性发病率持续上升。目前我国女性乳腺癌患者的 5 年相对生存率约为 73.0%，在医疗条件较好的大城市可达到约 80%。乳腺癌早期自我检查不易发现，如何才能更好地保护乳腺呢？除了每年一次的体检之外，我们还应该了解更多关于乳腺癌的知识，比如乳腺的解剖、乳腺癌的危险因素、乳腺癌的具体表现等。

乳腺癌术后伤口皮瓣坏死，上肢水肿、疼痛，皮肤瘢痕挛缩和切除乳房后的自卑感等诸多问题仍困扰着众多乳腺癌患者；淋巴水肿、瘢痕增生、伤口感染、颈肩部疼痛及活动受限等无法诉说的痛苦正影响着患者的正常生活。这些因素会随着时间的延长出现累积效应，严重降低了患者的生活质量。乳腺癌患者不仅仅需要活着那么简单，她们在获得长期生存后，需要康复治疗，更需要接受日常生活指导，养成健康的生活方式，巩固和提高治疗效果，最大限度地恢复到病前状态。

为了达到这个目标，我们联合了国内乳腺癌康复治疗方面的专家，编写了这本《乳腺癌家庭康复》。本书从现代医学的角度出发，使用相对通俗的语言，阐述了乳腺癌的流行病学、危险因素、乳房的解剖结构、乳腺癌的最新临床治疗，着重讲述了乳腺癌临床治疗后的并发症（从术后疼痛到后期出现的上肢感觉障碍等），正确的家庭护理知识，如何进行家庭康复锻炼，以及心理康复及营养管理等相关知识。我们希望用通俗的语言、形象的图片告诉大家，如何正确看待乳腺癌、如何自我保健、如何进行乳腺癌的家庭康复。我们的目标不仅仅是要让患者活下来，还要让她们活得更好，活得更精彩！

感谢编委们在编写过程中的通力合作，特别鸣谢我的学生余迪霞为本书封面绘图。由于时间仓促，加之编委们的水平有限，书中难免存在错误和疏漏之处，烦请读者们批评指正，以便再版时修订完善。

吴建贤

2023 年 5 月

CONTENTS 目录

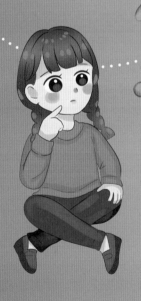

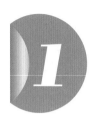

1 了解乳腺癌要先知道乳房

乳房的解剖结构

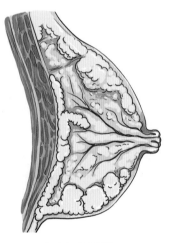

乳腺解剖模拟图

人类作为哺乳动物，乳房在生命延续中发挥着重要的作用。

成年女性的乳房位于胸前部，大多位于第2~6肋之间，形状上多呈半球形，或者圆形，主要为脂肪组织。

乳房能分泌乳汁是因为它的内部有着哺乳动物特有的皮脂腺——乳腺，它位于皮下浅筋膜的浅层和深层之间，由15~20个辐射状的腺叶组成，每个腺叶一般由乳腺导管、乳腺小叶及腺泡构成。

乳腺从腺泡到小叶，再到腺叶之间，被大量的结缔组织不完全包绕，像框架一样维护乳房的结构，这些小纤维束向乳腺腺体深面发出，连接于浅筋膜深层上，一端连接着皮肤和乳头以及浅筋膜浅层。这些纤维束被称为乳房悬韧带，也称为Cooper韧带，它们两端固定，无伸展性，将乳腺腺体固定在胸部的皮下组织之中；同时还具有一定的活动度，保证女性站立时乳房不会下垂。怀孕时Cooper韧带可能被拉长，随着年龄增长也可能老化松弛，从而造成乳房整体形态有所变化。

乳腺癌患者，早期乳房悬韧带被侵犯，纤维组织增生，使韧带变短，向腺体内部牵引表面皮肤，形如脸上的酒窝，故称为"酒窝征"。癌症晚期，真皮内网状淋巴管被癌细胞堵塞，淋巴回流受阻，会造成组织水肿，癌变组织与皮肤粘连紧密，尤其是皮肤的毛囊和深层之间，此时皮肤表面会出现很多小的点状凹陷，像橘子皮一样，故称为"橘皮征"。这些特征性变化都是乳腺癌诊断时的重要体征。

血液供应

在乳腺小叶、腺泡等各级结构间，除了包绕的结缔组织外，还有许多淋巴和血管组织。供应乳房组织营养的动脉血管主要分为两组，第一组是胸廓内动脉的穿支。第二组就是腋动脉的分支。

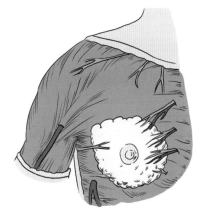

而乳房的静脉也分为两组，一组为浅静脉，主要分布在乳房皮肤下方，多汇集到内乳静脉及颈前静脉。另一组为深静脉，与同名动脉伴行，汇入胸廓内静脉、肋间后静脉和腋静脉。

乳房神经血管分布示意图

这些静脉最终都会回流入肺，故乳腺癌容易经血管发生肺转移、骨转移等。

感觉及神经

乳房的神经分布较丰富，因此对痛觉非常敏感。很多患有乳腺小叶增生的患者，在经期前后都有明显的刺痛感。乳房的外伤及其他损伤对于女性来说也十分敏感。

乳头乳晕处的神经末梢十分丰富，同时由于此处皮肤较薄，所以当其发生损伤时，疼痛感会十分明显。

淋巴回流

女性乳房淋巴管分布十分丰富，根据位置分为深浅两组，深浅两组淋巴管之间交通丰富，最终均注入区域淋巴结。

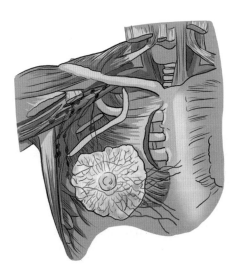

腋窝淋巴结和内乳淋巴结的解剖示意图

乳房的淋巴液主要引流至腋淋巴结，另外一部分则回流至胸骨旁淋巴结、胸肌间淋巴结和膈淋巴结等。其中，腋窝淋巴结和内乳淋巴结是乳腺癌转移的首站。因此当乳腺癌出现腋窝和内乳淋巴结转移时，提示预后不良。

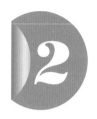

为什么偏偏"我"得了乳腺癌

乳腺癌的高危人群

谁是乳腺癌高危人群？有明显的乳腺癌遗传倾向者为第一高危人群。遗传性乳腺癌 – 卵巢癌综合征基因检测标准包括以下几方面。

❩ 具有血缘关系的亲属中有 BRCA1/BRCA2 基因突变的携带者。

❩ 近亲属中有符合以下 1 个或多个条件的乳腺癌患者：①发病年龄 ≤ 45 岁；②发病年龄 ≤ 50 岁并且有 1 个具有血缘关系的近亲，也包括发病年龄 ≤ 50 岁的乳腺癌患者和 1 个或 1 个以上的近亲为任何年龄的卵巢上皮癌、输卵管癌、原发性腹膜癌患者；③单个个体患两侧原发性乳腺癌，并且首次发病年龄 ≤ 50 岁；④发病年龄不限，同时 2 个或 2 个以上具有血缘关系的近亲患有任何发病年龄的乳腺癌和 / 或卵巢上皮癌、输卵管癌、原发性腹膜癌；⑤具有血缘关系的男性近亲患有乳腺癌；⑥有卵巢上皮癌、输卵管癌、原发性腹膜癌的既往史。

❩ 卵巢上皮癌、输卵管癌、原发性腹膜癌患者。

❩ 男性乳腺癌患者。

❩ 具有以下家族史：①具有血缘关系的一级或二级亲属中符合以上任何条件；②具有血缘关系的三级亲属中有 2 个或 2 个以上乳腺癌患者（至少有 1 个发病年龄 ≤ 50 岁）和 / 或卵巢上皮癌、输卵管癌、原发性腹膜癌患者。

乳腺癌的危险因素

临床研究提示乳腺癌的危险因素有高脂饮食、肥胖、服用激素类药物、乳腺良性疾病史、直系亲属中有乳腺癌患者、月经初潮＜12岁、绝经＞52岁、初产＞35岁、未曾母乳喂养者等。具备上述之一者均为高危人群。

乳腺癌"青睐"的高危人群除了遗传因素外，城市人群发病率高于农村，文化水平高的人群发病率较高。究其原因可能与压力过大，生活不规律，咖啡因、酒精摄入过多等因素有关。

为了早期发现乳腺癌，建议进行综合性筛查，方法包括乳房钼靶检查、临床体检及乳房自检。

乳房自检

乳房自检在乳腺癌早期发现中十分重要。乳房自检方法其实很简单。

充分暴露乳房，站立，借助镜子开始检查：

第一步：正面面对镜子，双手叉腰，先观察乳房的外形。然后再将双臂高举过头，仔细观察两侧乳房的形状、轮廓。

第二步：仔细观察乳房皮肤有无红肿、皮疹、浅静脉怒张、皮肤皱褶、橘皮样改变等异常，观察乳头是否在同一水平线上，是否有抬高、回缩、凹陷，有无异常分泌物自乳头溢出，乳晕颜色是否有改变。

第三步：放下双臂，

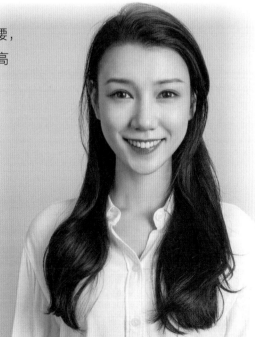

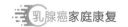

双手叉腰，两肘努力向后，使胸部肌肉绷紧，观察两侧乳房是否等高、对称，乳头、乳晕和皮肤有无异常。

第四步：将手四指并拢，用手指指端掌面检查乳房各部位是否有肿块或其他异常。沿顺时针方向，从乳头部位开始环形地从内向外检查。用拇指和食指轻轻挤捏乳头，如有透明或血性分泌物流出应及时就诊。

皮肤湿润更容易发现乳房问题，因此淋浴时也可自检。方法也是用四指并拢的手指指端掌面沿顺时针方向慢慢滑动，仔细检查乳房的各个部位及腋窝是否有肿块。

辅助检查

临床医生会根据患者的相关症状、病史，包括咨询家族史等，结合辅助检查来判断是否得了乳腺癌。

乳腺常用的辅助检查主要为影像学检查。

X 线检查

最常用的乳腺 X 线检查又称钼靶检查。目前这项检查在早期发现 40 岁以上女性乳腺癌方面发挥的作用已经得到了国内外大多数学者的认可，尤其是它对亚洲妇女乳腺癌诊断的准确性较高。但是对于年轻女性，由于其乳腺组织相对致密，X 线穿透力差，故一般不建议对 40 岁以下并且没有明确乳腺癌高危因素或临床体检未发现异常的女性进行这项检查。

超声检查

彩色多普勒超声检查简称彩超或者 B 超。超声检查相对于钼靶检查有一定的优势。首先 B 超能判断有无肿块，其次 B 超可以判断肿块是囊性的还是实性的，还可以根据肿块的回声、边界、血流、有无钙化及硬度等判断肿块的性质，可以从多方面对肿块进行评估。

当钼靶检查或超声检查不能确定乳腺的病变性质时，可以考虑采用 MRI 做进一步检查。MRI 在清晰度和准确性上明显优于其他检查，但由于其费用较为昂贵，不适于进行筛查。

乳腺癌的诊断

当通过自检或者体检发现乳腺肿块后，应及时到医院就诊，完善相关辅助检查。当影像学检查疑似有乳腺癌时，通常应进一步做病理检查以明确诊断。

如何早期发现乳腺癌

近年来，虽然乳腺癌发病率在升高，但病死率在下降，这主要得益于早期发现，早期诊断，再加上规范化的治疗。目前早期乳腺癌的 5 年生存率高达 95.45%。

🌙 广大女性要有健康意识，尤其要注意乳房的健康。重视乳房的自我检查，自 30 岁以后开始，每月应进行 1 次，时间在月经结束后 1 周左右。

🌙 定期到医院进行专科体检。30 岁以后应每年体检 1 次，40 岁以后半年体检 1 次，高危人群可以 3 个月体检 1 次。

🌙 各种辅助检查可以相互补充。

🌙 充分信任专科医生，他们会给你相对合理的建议。

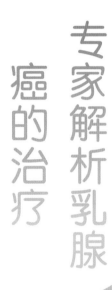

Part 2

专家解析乳腺癌的治疗

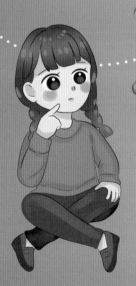

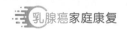

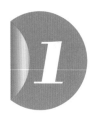

乳腺癌的综合治疗

乳腺癌的治疗原则

乳腺癌是一种全身性的疾病，需要将局部治疗和全身治疗进行有机结合。乳腺癌的治疗方法主要有手术、化疗、放疗、内分泌治疗、靶点药物治疗和生理心理康复治疗等。

乳腺癌的分期

乳腺癌综合治疗的依据是肿瘤的分期，乳腺癌大致可分为五类：①原位癌；②可手术的局部浸润性乳腺癌；③不可手术的局部浸润性乳腺癌；④局部复发性乳腺癌；⑤晚期转移性乳腺癌。

特殊类型的乳腺癌

◗ Paget 病是合并乳头和乳晕部位病变的特殊类型的乳腺癌，表现为乳头乳晕区的皮肤瘙痒、糜烂、渗出、反复结痂、脱痂等慢性湿疹样改变，严重者可出现乳头部分或全部溃烂。

◗ 炎性乳腺癌是乳腺癌的一种特殊类型，该病呈暴发性发病，以乳房皮肤的弥漫性红、肿、热、痛和水肿为特征，极似急性炎症，故又称乳腺炎样癌、急性乳腺癌、癌性乳腺炎、丹毒样乳腺癌等。

◗ 男性乳腺癌，较罕见，发病年龄多在 60 岁左右。由于男性乳房较小，因此乳腺肿瘤多位于乳晕区，此处有丰富的淋巴管网，即便是较小的肿瘤也易发生淋巴转移。男性乳腺癌的治疗以手术为主，辅以化疗、放疗及内分泌治疗，手术方式以乳癌改良根治术为主。

◗ 隐匿性乳腺癌是以腋窝淋巴结转移癌为首发症状的乳腺癌，临床体检和影像学检查均不能发现乳腺内原发病灶的特殊类型乳腺癌。隐匿性乳腺癌传统的局部治疗方法与伴腋窝淋巴结转移的普通乳腺癌相同。因无法找到原发病灶，标准的手术方式是全乳切除术＋腋窝淋巴结清扫术。

乳腺癌的治疗方法

手术治疗

乳腺切除术

根治性全乳切除术已沿用了 100 多年，疗效可靠，但创伤巨大，导致胸廓变形，并发症相对较多（如胸壁畸形、皮肤坏死），严重影响外观，给患者造成了严重的心理负担。长期的临床随访表明根治性全乳切除术的疗效与改良根治术的疗效未见明显差异，因此目前已很少使用该治疗方法。

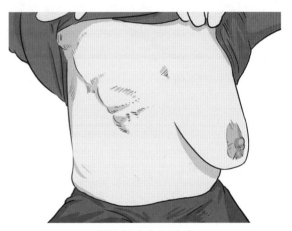

根治性全乳切除术

腋窝淋巴结清扫

主要适用于前哨淋巴结活检或腋窝淋巴结穿刺阳性的乳腺癌患者，腋窝 I 级和 II 级淋巴结清扫是标准治疗，此术式的腋窝淋巴结复发率不足3%。腋窝淋巴结清扫术后主要并发症包括：腋静脉损伤或血栓；

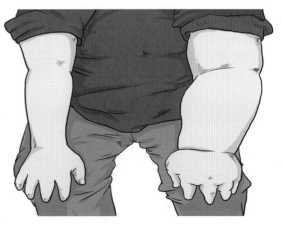

腋窝淋巴结清扫术后上肢水肿

运动神经损伤；严重的淋巴水肿；局部血肿形成；肩关节疼痛、僵硬、麻木、上肢轻度水肿。目前在一些技术水平和观念相对落后的地区，腋窝淋巴结清扫仍为主要术式。

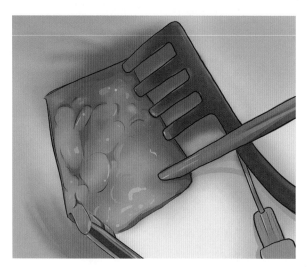

前哨淋巴结活检

前哨淋巴结活检

是乳腺外科一个里程碑式的进展，前哨淋巴结是乳腺癌淋巴结转移的第一站淋巴结，如果前哨淋巴结无转移，理论上引流区域中其他站淋巴结也不会发生转移。对于腋窝淋巴结阴性的患者，前哨淋巴结活检可安全有效地替代腋窝淋巴结清扫术，从而能显著减少手术的并发症，改善患者的生活质量。

保乳术

保乳术即保留乳房的乳腺癌切除术，是指原发灶的切除范围应包括肿瘤、肿瘤周围1~2厘米的组织，确保标本的边缘无肿瘤细胞浸润。早期浸润性乳腺癌时保乳术联合放疗与乳房改良根治术相比，两者的局部复发率和总生存率无统计学差异。保乳术的出现不仅为患者提供了从美学角度保留乳房的机会，同时又可以与行乳房改良根治术的患者获得相同的生存率。

保乳术适应证：病灶为单发，且肿块最大径≤3厘米，肿块不与皮肤及胸肌粘连，无广泛的导

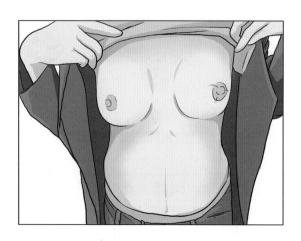

保乳术后

管内癌成分，能保证切缘阴性，乳房外形较大切除后无明显畸形，同时患者有强烈的保乳意愿。

乳房重建术

乳房重建术适用于乳房切除术后或保乳术后乳房严重变形的患者，重建可以增强患者信心，减少心理障碍。

乳房自体重建无排异反应，成活后手感柔软自然，不会产生挛缩和硬化。自体重建成活率较假体重建低，个体差异较大，失败会引起脂肪液化坏死导致感染、硬块或囊肿钙化形成等。

乳房重建的方法选择取决于很多因素，除了要考虑两种重建手术的优缺点，以及结合患者健侧乳房的形态、大小、对称性等，还要考虑肿瘤的病理分型、疾病分期、年龄、辅助治疗的条件以及患者本人的意愿等。

乳腺癌腔镜手术

乳腺癌腔镜手术切口比较隐蔽，术后形体美学效果好。但是腔镜技术的应用受到了一定限制，乳腺作为无腔器官，其手术安全性、手术适应证及并发症、远期效果仍需要更多的临床医学证据。乳腺系列腔镜手术经过20余年的发展，目前已涵盖了乳腺外科的多种术式，如腔镜下保留乳房的乳腺癌局部扩大切除术、腔镜辅助小切口乳腺癌改良根治术、前哨淋巴结及内乳区淋巴结活检术、腔镜下腋窝淋巴结清扫术等。

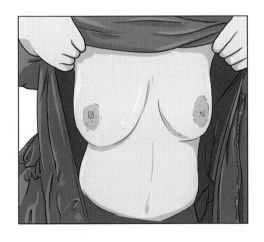

乳房自体重建

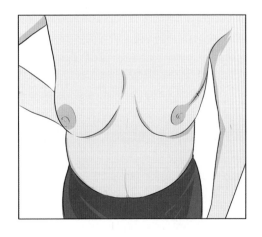

硅胶假体重建

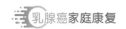

化 疗

❱ 化学治疗简称化疗，是对机体内的病原体，包括微生物、寄生虫及恶性肿瘤所致疾病的药物治疗。凡是对侵袭性的病原体具有选择性抑制或杀灭作用，而对机体（宿主）没有或只有轻度毒性作用的化学物质均可用于化学治疗；用于化学治疗的药物，统称为化学治疗药物，简称化疗药物。

乳腺癌是实体肿瘤中应用化疗最有效的肿瘤之一，化疗在整个治疗中占有重要的地位。通过化疗可以清除亚临床转移灶，降低复发风险。有高危复发风险因素的患者，化疗指征应适当放宽，如：年龄＜35岁，分级Ⅲ级，脉管内有癌栓，免疫组化激素受体阴性和／或HER2阳性。化疗方案的选择需综合考虑肿瘤的病理学类型、分级、分期、分型、患者的年龄和基础疾病，同时需要考虑患者的经济条件、治疗意愿，以及与患者充分沟通可能的获益与副作用等。

新辅助治疗为术前化疗，多用于晚期不可手术的病例，目的在于通过缩小肿瘤，提高手术成功机会（使不可保乳变为可以保乳或使不可手术变为可以手术），以及检测肿瘤对化疗药物的敏感性。

❱ 常用化疗方案：依据HER2受体的状态，可分为联合或不联合曲妥珠单抗化疗的一线化疗方案；还有联合或不联合其他新靶点药物的治疗方案，它们通常用于一线治疗失败后的二线用药，少数可作为一线治疗中的替代药物。

放 疗

放疗是利用放射线治疗肿瘤的一种局部治疗方法。约有70%的癌症患者在肿瘤治疗的过程中需要进行放疗，其中大约40%的肿瘤可以用放疗治愈。放疗的地位日益突出，已成为治疗恶性肿瘤的重要手段之一。目前，放疗也是乳腺癌综合治疗的重要组成部分。其主要用于：乳腺癌保乳术后、乳房全切术后的胸壁及腋窝清扫术后的区域淋巴结辅助放疗，晚期乳腺癌患者的局部放疗，以及复发转移乳腺癌患者的姑息性放疗。

照射靶区

❱ 由于胸壁和锁骨上下是乳腺癌最常见的复发部位，约占所有局部复发部位的 80%，所以此两区域是术后放疗的主要靶区。

◗ 内乳淋巴结放疗适应证仍有争议，由于内乳淋巴结复发的绝对值低，对于治疗前影像学诊断内乳淋巴结转移可能性大或者经术中活检病理证实为内乳淋巴结转移的患者，推荐进行内乳淋巴结照射放疗。

乳腺癌放疗后的主要并发症

◗ 皮肤反应：最为常见，应做好预防措施。

◗ 心脏损伤：主要见于内乳淋巴结照射后。

◗ 放射性肺炎及纵隔旁纤维化：主要见于使用高能 X 线照射，放疗后期可能出现。

◗ 放射性咽喉炎：主要发生于锁骨上区放疗后 2~3 周，表现为咽喉疼痛。

◗ 放射性食管炎：主要见于内乳淋巴结照射 2~3 周后，表现为进食疼痛，严重时咽水困难。

◗ 上肢水肿：由腋淋巴管回流障碍导致，单纯手术或放疗的发生率为 3%~4%，手术加放疗的发生率为 20%~30%。

内分泌治疗

内分泌治疗又称激素治疗。内分泌治疗的机制是避免肿瘤细胞获得生长所需的激素。乳腺癌的内分泌治疗是通过与雌激素竞争肿瘤细胞上的受体或使受体降解功能下降，还可通过减少雌激素的生成，来抑制肿瘤细胞的生长。

内分泌治疗前评估

治疗前应充分了解患者肿瘤的病理类型、分级、分期，激素受体状态和绝经情况，以及患者是否有并发症和其他情况，综合考虑选择合理的内分泌治疗方案。

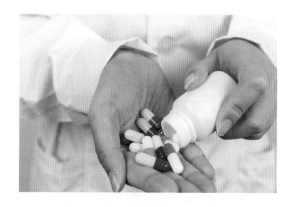

内分泌治疗的药物

内分泌治疗的药物主要有：

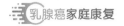

①选择性雌激素受体拮抗剂（又称抗雌激素剂）；②氟维司群；③第三代芳香化酶抑制剂；④促性腺激素释放激素 LHRH 类似物；⑤其他。

新靶点药物治疗

原发肿瘤最大直径 >1.0 厘米时，推荐使用曲妥珠单抗。帕妥珠单抗在 2012 年被 FDA 批准作为 HER2 阳性转移性乳腺癌一线治疗药物，2013 年批准用作 HER2 阳性乳腺癌的术前新辅助治疗。最常见的副作用为腹泻、脱发、白细胞减少、恶心、乏力、皮疹和周围感觉神经病变。

乳腺癌术后的常见问题

乳腺癌手术虽然是体表手术，但由于手术范围较广，创伤较大，因此乳腺癌术后会出现多种并发症。

乳腺癌术后常出现的问题

乳腺癌术后早期容易出现的并发症

出血

出血是乳腺癌术后最常见的并发症之一。

▶ 常见的原因：①术中止血不彻底，遗留活动性出血点。②电凝结痂或结扎线脱落导致出血。③手术前患者应用过化疗药物或长期服用激素类药物致创面容易出血，或患者存在凝血机制障碍。

▶ 出血的表现：①引流管持续引流出血性液体。②因血凝块堵塞引流管，导致引流量反而减少。③胸壁、腋窝局限性或广泛性隆起，压迫隆起有波动感。④实验性穿刺抽吸，可能因血液凝固无法抽出血液。⑤出血量大时，可出现心率增快、面色苍白、出冷汗、血压下降等表现。⑥实验室检查可发现血红蛋白降低。

◗ 防治措施：术中彻底止血、结扎牢靠是预防出血的关键。术后嘱患者适当限制活动，减少肌肉收缩及皮瓣与胸壁间的摩擦。

皮瓣坏死

手术后全层皮瓣出现明显变黑，切割时没有新鲜血液流出即诊断为皮瓣坏死。皮瓣坏死是乳腺癌手术的常见并发症，其根本原因是皮瓣供血不足。手术后皮瓣的血供主要来自皮下血管网，而距皮缘 3 厘米以内的血供主要靠与胸壁紧贴后所形成的新的血供联系而获得，因此，这部分皮瓣供血差、不稳定、易坏死。

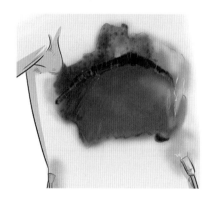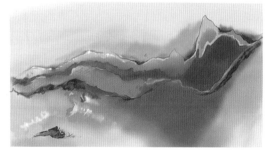

乳腺癌术后皮瓣坏死

皮下积液

患者术后拔除引流管的次日按压术区如有波动感，穿刺术区抽出积液即可诊断为皮下积液。穿刺抽出液体 ≤ 50 毫升为少量积液，穿刺抽出液体 >50 毫升为大量积液。

一旦发现皮下有积液，应让患者取站立位或坐位，立即行穿刺抽液，根据皮下积液量的多少采取不同的处理措施。少量积液时应彻底抽尽后予以纱布棉垫加压包扎，经反复抽吸后多能治愈。大量积液时考虑重新放置引流管，加压包扎，同时合理应用抗生素预防局部及全身感染。

切口感染

术后 30 天内，切口涉及的皮肤和皮下组织出现红、肿、热、痛或有脓性分泌物，或切口分泌物细菌培养阳性即可诊断为切口感染。患者可出现切口部位疼痛加重，术区红肿，皮肤温度升高，挤压切口可见脓性分泌物；伴有全身感染者则出现全身症状，如发热、乏力等。

乳腺癌术后长期可能出现的并发症

上肢水肿

乳腺癌腋窝手术后淋巴组织的正常结构遭到破坏，使淋巴回流障碍而积聚于皮下组织形成上肢水肿。早期不易发现，后期可发现患肢较健侧增粗，触之较为柔软，呈可凹陷性，后逐渐加重恶化。严重者出现反复发作的淋巴管炎、蜂窝织炎、肩关节活动受限、肢体乏力等上肢功能障碍的表现，可有麻木、疼痛等感觉异常，甚至出现肢体畸形。

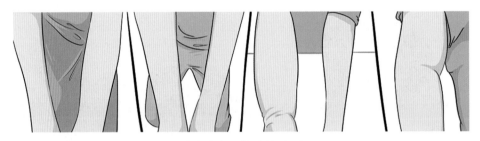

乳腺癌术后的肢体畸形

术后疼痛

乳腺癌术后疼痛主要分为两种：一种是由于肌肉或韧带损伤导致的疼痛；一种是神经损伤或神经系统部分功能丧失导致的神经痛，后者更为常见。

💧 临床表现：临床表现因损伤神经的不同而不同。肋间臂神经损伤可出现肩部及上肢前部疼痛、感觉异常、麻木；胸长神经损伤可出现前锯肌无力、肩关节疼痛，翼状肩；胸背神经损伤可出现背阔肌无力，肩关节内收、旋转障碍；胸内侧神经和胸外侧神经损伤可出现胸大肌无力，前胸壁肌肉萎缩。疼痛大多为烧灼痛、刺痛，有时为不同程度的感觉迟钝，可为持续加重，也可为间歇缓解。

◗ 防治措施：术中减少神经损伤，尤其注意保护肋间臂神经；术后辅以麻醉技术降低术后急性疼痛的程度；轻度疼痛可以通过调动患者的积极性、分散其注意力、改善周围环境、减少不必要的干扰、减轻疼痛。严重的疼痛可持续使用止痛药物或镇静类药物缓解疼痛。

肩关节功能障碍

肩关节的功能在整个上肢的功能中占有极其重要的地位，肩关节功能障碍是乳腺癌术后常见的并发症之一，发生率为 2%~51%。患侧上肢肩关节僵硬、肌肉萎缩、肩关节运动幅度受限、肌力下降、运动后易疲劳，患肢在活动时有牵拉感，患者无法梳头，手无法高举，手不能够到背部等。

乳腺癌患者在围术期自己能够做些什么

术前积极配合医生进行术前准备，戒烟、戒酒，控制好血压及血糖，建立积极治疗疾病的信心，调整好心理状态，注意休息，预防感冒。

切口的自我护理

保持切口敷料清洁干燥，注意敷料有无渗血渗液；保持胸带松紧度合适。

引流管护理

注意保持引流管持续的负压吸引，防止引流管受压、扭曲、被血凝块堵塞，甚至滑脱。

饮食安排

手术前后应当适当补充营养，食用高能量、高碳水化合物以及高蛋白食物。供给患者足够的热能，减少蛋白质消耗，预防低血糖，增强抵抗力。

饮食要有节制，不可过量，避免体重过度增长和肥胖。

避免服用含有激素类的食物、保健品等。

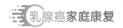

术后运动和日常运动

术后运动非常重要，早锻炼早康复，预防并发症。适当参加一些体育运动，例如散步、慢跑、打太极拳、跳健康舞等，以增强抵抗力，帮助身体早日恢复。还建议患者积极参加群体性体育活动。

 # 乳腺癌术后家庭康复应该注意的问题

乳腺癌术后常伴有出血、皮肤坏死、感染、血肿、长期疼痛、手臂和乳腺淋巴水肿、肩胛骨畸形、胸部肌肉萎缩等并发症，其发病率甚至可达70%，严重影响了患者的身心健康和生活质量。及时进行科学的康复治疗可以有效防治上述并发症，术后的康复对患者患肢的功能恢复起着重要作用，直接影响患者的生活质量。

乳腺癌术后患者进行家庭康复应满足患者在功能上的需求，功能训练应与患者日常生活、工作或作业活动联系起来，鼓励患者，经常进行力所能及的功能性居家活动，最好使患者经常处在一个技能学习的环境中。乳腺癌术后家庭康复包括：①术后短期内进行患侧肢体锻炼。② 针对术后继续性治疗（放疗、化疗等）出现的副作用的康复对策。③术后出现心理问题，应积极干预。

术后患侧肢体锻炼

乳腺癌术后并发症最常见的是患侧上肢运动功能障碍和淋巴水肿，还

有胸壁及患侧上肢的僵硬麻木感。家庭康复治疗要分阶段进行，术后过早锻炼或锻炼不当可造成伤口裂开、延迟愈合甚至皮下积液；过晚锻炼或锻炼不佳，则影响患肢功能的恢复。所以患者家庭康复锻炼不仅要咨询乳腺专科医生，还要请康复医学科医生、治疗师共同评估、商讨康复治疗方案，使自身家庭康复治疗早期化、个体化。

术后家庭康复的心理问题

乳房切除后导致的自我形象紊乱是不容忽视的，特别是对于年轻女性，不管是自身的心理因素，还是来自社会的压力，都会对患者的身心恢复产生不良的影响。在家庭康复过程中，患者及家属应做到以下几点：

◗ 乳腺癌患者配偶和孩子应给予患者理解和支持，用积极的情绪感染患者，使其树立战胜病痛的信念。

◗ 积极参与医务人员及相关组织开展的健康教育活动。适当进行有氧运动。

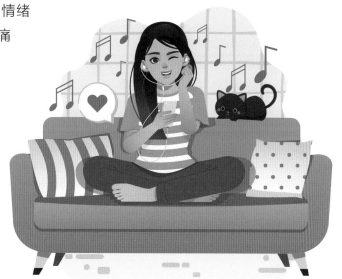

◗ 选择一种适合自己的干预方法。如音乐干预可达到消除心理障碍、恢复或增进身心健康的目的，同时有利于排忧解乏、舒缓情绪、增强抵抗力。

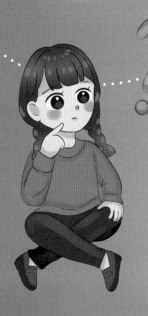

Part

3

乳腺癌术后
家庭康复

　　乳腺癌术后家庭康复护理对患者来说十分重要，家庭康复护理的好坏直接影响疾病预后。这部分的内容主要包含皮肤护理，水肿危险因素的了解和预防，营养健康，积极运动锻炼，心理情绪的管理和一些常见的术后自我管理注意事项。术后在医生系统评估并诊断后，患者可以开始进行有效的家庭康复护理。

乳腺癌术后皮肤护理的小窍门

乳腺癌术后皮肤护理

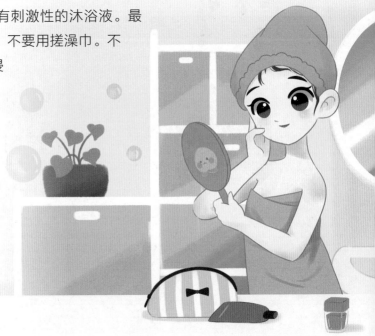

　　◗ 洗澡的时候要特别注意，不能用力揉搓，更不能用肥皂或者是有刺激性的沐浴液。最好用柔软的毛巾擦洗，不要用搓澡巾。不要在热水中长时间浸泡，水温保持在37℃左右即可。注意保持乳房的清洁，要经常清洗乳房特别是乳头、乳晕处。

　　◗ 选择质地柔软、大小合适的胸罩，使乳房既能得到很好的固定、支撑，托住并保护乳房，又不使乳腺血流受阻为最佳。最好选择吊带较宽的胸罩，经常更换吊带佩戴的位置。

◗ 穿宽松且柔软的衣服，这样可以减少皮肤摩擦。

◗ 乳腺癌患者一般都会采用放疗，在放疗期间要注意皮肤护理，尤其是在外出的时候，放疗部位皮肤需要注意防晒，避免太阳光直射。皮肤放疗处不能贴胶布，更不可用暖水袋。放疗处皮肤可涂抹含有保湿成分的乳膏或乳剂，并轻轻滑动按摩。避免用力抓捏、挤压、冲撞乳房。

◗ 注意皮肤卫生和情绪稳定，要保持局部的清洁，同时也不要有太大的心理压力，要保持一个好的心情。

放疗过程中的注意事项

放疗前皮肤护理

放疗前应向患者说明保护照射区皮肤对预防放射性皮炎的重要性。建议穿着舒适轻便的内衣。照射区皮肤可用温水和柔软毛巾轻轻擦洗，局部皮肤禁用碘酒、酒精等刺激性消毒剂。放疗患者进入放射治疗室不能带金属物品，如手表、钢笔、项链、耳环、假牙、钥匙等，以免增加射线吸收，加重皮肤损伤。嘱患者注意保持照射区皮肤界线清楚，切勿洗脱照射区标志，稍有模糊时要找医生用专用墨水重新描画，千万不要自作主张，自己描或让家属画，以免造成治疗部位失误。

放疗后皮肤问题的护理

◗ 干性放射性皮炎：皮肤色素沉着、红斑一般不做治疗可自然消退；瘙痒只可用手轻拍，切勿用手搔抓或摩擦，可用滑石粉、痱子粉、炉甘石洗剂以润泽收敛或止痒；不可用手撕剥即将脱落的痂皮，防止局部皮肤破溃。腋窝皱褶处的皮肤要经常保持清洁干燥，注意通风。照射区皮肤禁止粘贴胶布和涂刺激性药物。

◗ 湿性放射性皮炎：应暴露皮肤损伤区域，避免感染，外用抗生素药膏，如烧伤湿润膏、比亚芬药膏等，使其干燥愈合，促进皮肤修复。出现小水疱一般不宜刺破。对重度皮炎者应认真做好皮肤护理，严格执行无菌

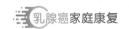

技术操作，用 0.9% 生理盐水擦洗清创患处，配合高频氧气局部皮肤高流量（9 升 / 分）喷氧，每天喷氧两次，口服抗感染药物。

◗ 皮肤出现溃疡、出血、坏死时：按外科换药方法给予局部换药，保持皮肤创面清洁干燥，以利于愈合；必要时停止放疗并对症处理；合并全身感染时需给予补液、抗炎等治疗。

淋巴水肿的皮肤护理

◗ 保持皮肤清洁干燥，用温水擦浴，擦浴后保持皮肤干燥，防止潮湿及摩擦等刺激，动作轻柔，不可用力。

◗ 适当使用保湿乳保持皮肤滋润，但避免使用含酒精的乳液。

◗ 保持皮肤完整无破损，防止蚊虫叮咬，外伤等。

◗ 患肢皮肤若有破溃，或突然出现红、肿、痛等感染迹象，应尽快就医，积极消炎并做抗感染治疗。

◗ 患肢不宜热敷或冷敷，不宜蒸桑拿或泡温泉，防止烫伤和冻伤。

◗ 保护手足，穿戴大小合适的鞋子、手套，修剪指甲时要小心，防止皮肤破损感染。

◗ 避免接触刺激性的清洁剂。

量身定制科学健康的营养方案

人体所需的营养素有蛋白质、脂类、碳水化合物、矿物质、维生素、纤维素和水七大类。每类营养素中又包括许多种，如脂类包括脂肪和类脂，维生素包括脂溶性维生素和水溶性维生素等。这些营养素在参与人体的新陈代谢中密切联系、相互促进又相互制约，共同参加、推动和调节人体的生命活动。

癌症患者的饮食

有研究表明，饮食和癌症有着密切的联系，健康的饮食可以阻止癌症的复发，所以良好的营养对于癌症治疗和恢复都至关重要。

放疗、化疗期间如何安排饮食

合理搭配饮食会提供能量、保持身体强壮，以应对治疗的副作用。但在癌症治疗期间患者对食物的反应差别很大，放疗、化疗的副作用以及恐惧和焦虑的情绪使她们饮食不佳。为了帮助癌症患者在治疗期间保持良好的食欲，我们可以这样做。

◗ 准备患者平时爱吃的食物，温度要适宜，一般来说，煲汤比较好。

◗ 营造一个放松且愉快的用餐环境。

◗ 让她们尝试一些没有吃过但可能觉得味道不错的食物。

◗ 耐心地鼓励她们，少食多餐，多陪伴她们，帮助她们克服恐惧和焦虑，对治疗要有信心。

癌症患者可以多吃富含抗癌成分的食物，如卷心菜、大白菜、甘蓝等；大蒜、洋葱等含有大蒜素，可以起到抗癌作用。适当进食新鲜的水果如西瓜、猕猴桃、杏、苹果、梨、草莓等富含维生素 C、维生素 B 的水果，具有抗癌作用。

不同阶段的饮食安排

化疗前

均衡饮食，每日饮食中应包含谷薯类（米饭、面食），蔬菜水果类（600~800 克），肉禽蛋类（瘦肉、鸡肉或鱼肉 50~100 克，鸡蛋 1 个），奶及豆制品类（牛奶 1 袋，豆制品 50~100 克），以及油脂类（约 25 克）五大类食物。每日 4~5 餐，加餐以水果为主。

化疗期间

化疗期间要适当增加蛋白质、糖分的摄入，少食高脂肪、高胆固醇类的食物，特别要保证蛋白质的摄入，多进食一些瘦猪肉、牛肉、鸡肉或鱼肉等，有助于维持白细胞数；忌食油炸类食物，少吃盐渍食品，严禁食用刺激性强的调味品。饮食上要多样化，荤素搭配，注意食物的色、香、味。

厌食的患者可适当吃一些山楂、萝卜、金橘等健胃食品以增加食欲。如果化疗反应较重，饮食以流质为主。可食用菜汤、米汤、果汁等。

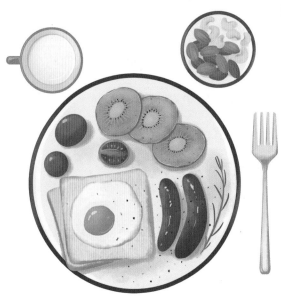

化疗后

化疗后身体较虚弱，宜选择营养丰富且易于消化的食物，如软饭、稀饭、面包、馒头、包子、鱼肉、鸡蛋、鸡肉、汤类、土豆、各种果酱等。

3 术后早期运动——事半功倍

乳腺癌术后早期功能锻炼有利于术后上肢静脉回流及引流液的流出，有利于术后上肢水肿的消退。通过早期功能锻炼，可明显降低皮下积液、积血、皮瓣坏死及上肢严重水肿等并发症的发生率。更重要的是，早期功能锻炼减少了瘢痕挛缩的发生，促进了患侧上肢的功能恢复及患者自理能力的重建，增强了患者对生活的信心，提高了生活质量。

患侧上肢功能锻炼

第一阶段（麻醉清醒后 4 小时到术后第 2 天）：待患者的病情稳定后，由护理人员在患者病床旁指导其进行相应的功能训练，包括握拳运动、转腕活动及辅助按摩等，每天 2 次，每次 5~15 分钟。

第二阶段（引流管拔除 2~3 天后）：在护理人员带领下取坐位或站位进行运动。

早期功能锻炼的注意事项

▶ 避免患侧上肢过度劳累和下垂过久，引起肢体水肿。

▶ 肩部活动强度以不产生明显疼痛为度。

▶ 康复训练以患者自主功能锻炼为主。

▶ 制订个体化的锻炼计划。

▶ 循序渐进、量力而行，以不感到疲劳为度。

▶ 与按摩及有氧运动相结合。

▶ 重视心理治疗。

▶ 凡有下列情况，需适当延迟活动肩关节，并减少活动量：

①有腋下积液，皮瓣未充分与胸、腋壁贴合者。

②术后第 3 天腋窝引流量较多，24 小时超过 60 毫升。

③近腋区的皮瓣较大面积坏死或植皮近腋窝者。

术后康复锻炼

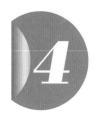

4 细节决定成败——家庭护理技巧大盘点

很多乳腺癌术后患者因为放疗、化疗后免疫力降低，患侧肢体血液、淋巴循环较差，患肢感觉或运动障碍等因素，使得患者在家庭护理时出现诸如感染、淋巴水肿等问题。以下是患者家庭护理的一些小贴士。

合理饮食

饮食宜低盐、低脂，水肿严重者应限制水、钠摄入量。合理饮食，避免单一饮食，保持营养均衡。忌食过冷、油腻、辛辣、过热等刺激性强的食物。进食不宜过饱、过急，宜缓慢进食。

补充足量的水分，可进食富含蛋白、维生素、高热量、易消化的食物，避免酒精、咖啡因和辛辣刺激性食物。

避免疲劳，适度锻炼身体

◗ 患者患肢不能持重、劳累。避免患侧背包，或进行高强度的运动、搬运重物等活动。当肢体感到疼痛时要休息。

◗ 保持健康的生活方式。保持适当运动，逐渐增加运动持续时间和运动强度，不要期望马上恢复到生病前的水平。患肢不宜做剧烈运动或甩手等动作，可进行一些缓慢、柔和的锻炼，如打太极拳、做八段锦等。

◗ 指导患者患肢的锻炼方法。告知其患肢功能锻炼宜早，且应循序渐进，持之以恒。

◗ 保持充足的睡眠。养成良好的睡眠习惯，睡前 4 小时不喝咖啡、浓茶等影响睡眠的饮料。

◗ 保持健康的体重。注意控制体重和血压。若有超重和高血压应及时进行控制。

◗ 若存在癌性疲劳，可以每天进行 20~30 分钟的适度体力活动。体育活动已被证明是最有效的可以抵抗疲劳的方法。走楼梯而不是坐电梯，散步或做一些轻体力活动。

保护患肢

◗ 患肢勿接触各种化学制剂，如各种洗涤剂，洗衣服、洗碗时要戴手套。

◗ 注意患侧手指护理。指甲不宜剪得太短，以免损伤角质层；"倒刺"不宜扯拽，应当用剪刀小心剪掉。

◗ 防止循环不畅。不戴过紧的项链、手链，患肢不可戴其他首饰，穿宽松舒适的棉质衣物，避免穿太紧的内衣。

◗ 要避免患肢长期暴露在寒冷或高温的环境中。患肢不宜热敷或冷敷，不宜蒸桑拿、泡温泉等；冬天要注意保暖，防止烫伤。

◗ 患肢不宜长时间或反复做同一动作，如擦地、切菜、写字、敲键盘等。

◗ 避免强光照射。涂防晒霜保护暴露的皮肤，并在外出时穿长袖衣服。

◗ 经常抬高患肢，避免患肢长时间下垂；取平卧位或健侧卧位，避免患侧卧位，防止压迫患肢加重淋巴和血液回流障碍。

◗ 水肿肢体可应用弹力套袖或弹力绷带包扎，以促进淋巴回流。

◗ 教会患者识别肿胀的方法。如患侧手臂、腋窝、胸部皮肤紧绷、发胀；患侧肢体沉重感；患侧常穿戴的衣服首饰等变紧了；患侧上肢疼痛或僵硬；术后超过 6 周的持续肿胀和不适等。

◗ 加强患肢的按摩护理。采用向心性按摩患肢，手法力度应适中。

◗ 保持皮肤完整无破损。防止蚊虫叮咬。患肢有伤口时及时处理，若出现红、肿、痛等，及时到医院就诊，防止感染。不要在患肢采血、注射、测量血压等。

◗ 保持皮肤清洁干燥。用温水沐浴，沐浴后可适当擦润肤乳防止皮肤皲裂。

◗ 可每日使用间歇式压力泵治疗。压力泵可促进血液和淋巴回流，可预防淋巴水肿和皮下纤维化。

情绪管理

◗ 保持心情愉快。多参与社交活动，如和朋友一起外出就餐、去看电影等。

◗ 保持精力充沛。做一些能让自己放松的事情，如阅读、看电影或插花等。试着掌握放松的技巧，如听音乐、阅读、深呼吸、渐进式肌肉放松或冥想等。

◗ 一些化疗药物会导致脱发，但脱发只是暂时的，过一段时间头发会再长出来，所以不要有太大的心理负担。可以在脱发期间选择喜欢的假发或者戴帽子。

注意个人卫生，定期复查

◗ 眼部护理。有些患者因使用三苯氧胺等药物会导致干眼症，会感觉眼睛干涩不适。可以使用人工泪液滴眼液滴眼，夜间使用眼部润滑膏，必要时可以在眼睑放置可以释放含有人工泪液的药丸。注意休息，适度用眼，防止眼疲劳不适。房间可以使用加湿器增加湿度。

◗ 口腔护理。保持口腔清洁，及时清除口腔内残留的食物，饭后勤漱口，每天刷牙 2~3 次。如患者有口腔溃疡，应每天用淡盐水或消炎漱口水漱口数次。

◗ 避免感染。在白细胞减少期间或免疫力低下时，为防止发生各种感染，患者应避免接触过多的人，少去公共场所。

◗ 自我检查。每月按时做乳腺自我检查，定期随访、复查。乳腺癌患者在治疗后应终身随访，以尽早发现复发病灶或转移病灶，做到早发现、早治疗。

5 心理护理——走进乳腺癌患者的内心

乳腺癌不仅影响患者的躯体功能，而且给患者的心理和社会意识带来了重大影响。由于对疾病的恐惧、对未来的彷徨、疾病本身的痛苦、家庭经济的压力和身体部位的变化，乳腺癌患者往往会出现各种各样的情绪改变甚至心理问题。

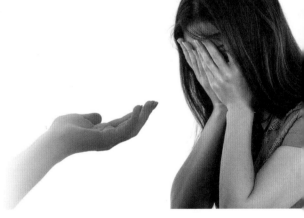

主要心理问题

恐惧心理

由于对恶性肿瘤的认识程度不同，患者往往有恐惧心理，害怕死亡，寝食难安，会反复向医护人员和患同种疾病的患者打听与自己疾病相关的信息。

怀疑心理

被确诊的患者大都怀疑自己是被误诊了，心理矛盾，情绪紧张。

悲观与失望的心理

患者一旦得知自己所患确实是癌症时，常表现为极度悲观和失望，情绪低落，甚至会有绝望轻生的念头。

自卑心理

患乳腺癌的女性，特别是性格内向的女性，由于忍受着巨大的痛苦和不适，情绪很不稳定，常有自卑情绪。

绝望期过后的强烈求生欲望

患者经过不同心理过程之后归于平静、准备接受事实，对于乳腺癌的治疗持积极的态度。特别是术后正接受化疗的患者，对化疗过于信赖，有时会忽略自身的实际状况。

抗药心理

患者在接受一段时间的化疗后，出现意志消沉、情绪低落、丧失与疾病斗争的信心，这种情况对治疗极为不利。

害怕癌症转移和复发的心理

患者四处求医，不停服用各种药物，特别是中药和各种保健品。反复做检查和到门诊随访，对身体的细微异常和检查指标特别敏感，对于癌症复发和转移过度关注。

自我封闭心理

深居简出，拒绝人际交往，脱离正常的生活轨道，丧失应有的社会地位和角色。

患者如何度过心理危机

与家庭成员关系融洽

需克服恐惧、抑郁和焦虑等不良情绪，顺利完成各项治疗。与家庭成员建立良好关系，接受家庭支持，重新恢复正常的家庭生活。努力回归社会，建立良好的人际关系，重新获得工作，实现自身价值。

音乐疗法

音乐能陶冶情操，合适的音乐能使焦虑、烦躁不安的情绪安定下来，促进身心症状的改善，各种不同的情绪可用各种不同的音乐宣泄疗法。一般来说，性格抑郁的人宜听旋律优美、节奏轻快、情调欢乐的乐曲，如《流水》《黄莺吟》《百鸟朝凤》《步步高》和《喜洋洋》等。年轻患者宜听旋律清丽高雅、节奏缓慢、情调悠然、风格典雅的乐曲，如《平湖秋月》《雨打芭蕉》和《姑苏行》等。易怒的患者，宜听旋律优美、恬静悦耳、节奏婉转的乐曲，如《春江花月夜》《平沙落雁》和《塞上曲》等。失眠的患者，则应多听节奏少变、旋律缓慢、清幽典雅的乐曲，如《幽兰》《梅花三弄》和《二泉映月》等。

家庭支持

与家属进行沟通，做好患者家属的思想工作。让家属鼓励患者积极进行治疗和康复，正确对待疾病。鼓励患者多与外界交流，重新工作，回归社会。鼓励患者积极参加抗癌协会等自助组织。

有效的呼吸

在舒适的椅子上坐直，双脚平放于地上，颈部和肩膀放松。闭着嘴，通过鼻子深呼吸一次。当吸入空气时，感受空气进入胸腔，肚子慢慢向外鼓起，也可以把一只手放在腹部来感受。呼气时让空气慢慢地呼出，噘嘴就好像吹口哨，感受空气从胸腔中慢慢出来。重复3次以上，直到感觉自己放松了。

渐进式放松训练

如关掉电视、广播和手机，把灯光调暗到一个舒适的水平。坐在舒适的椅子上，头部和颈部放松，双手放在大腿上。闭上眼睛，把注意力集中在脚和脚趾，慢慢地收紧双脚的肌肉，持续几秒钟，然后慢慢放松。身体重复每块肌肉的收紧和放松，并逐渐向上移动，从脚到小腿，到大腿，到臀部，然后到胸背、头部，再到手掌和手臂。继续做深呼吸，直到感觉到放松和平静。可以将手放在脸上或脖子上测试肌肉放松程度，温暖的手意味着放松的身体。如果手心仍然冰凉，继续运动，直到感觉手变得温暖起来。

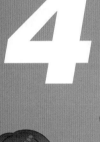

Part 4

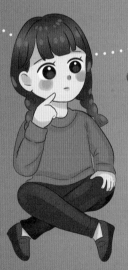

关于乳腺癌，你必须了解的那些事

乳腺癌是威胁女性健康的严重疾病。随着乳腺癌相关知识的普及，多数乳腺癌能够被早发现、早诊断、早治疗，这显著提高了乳腺癌患者的生存率。但手术本身会引起诸如疼痛、肢体肿胀、肩关节僵硬、脊柱侧凸等一系列问题，因而影响乳腺癌患者的生存质量。为了有效防治术后并发症，乳腺癌患者需要了解并掌握综合的康复方法，包括患侧上肢术后如何运动、摆放，是否需要采用物理因子治疗，以及出院后如何进行家庭康复等。这些均为下文所涉及的内容。

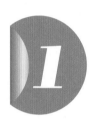

乳腺癌术后患者会出现哪些功能问题

腋窝淋巴结清扫术后常见的功能障碍

上肢运动功能障碍

上肢运动功能障碍在乳腺癌术后患者中比较常见，是影响乳腺癌术后患者生活质量的重要因素之一。导致乳腺癌术后患者上肢运动功能障碍的主要原因有：①上肢水肿。乳腺癌根治术后，由于上肢的淋巴及血液回流障碍，易引起上肢水肿。②肩关节僵硬。肩关节功能障碍是乳腺癌术后常见的功能障碍之一，发生率为 2%~51%。术后疼痛、软组织间粘连、神经损伤，以及放疗等均可导致肩关节僵硬。③神经损伤。手术本身及癌症、放射治疗、颈神经根病、肩关节周围炎浸润和手术瘢痕压迫等均可引起乳腺癌患者神经损伤。

脊柱侧凸及驼背

研究显示，单侧乳腺癌全切除术后患者会因左右侧乳房重量的不对称而导致躯体姿势发生变化。与双侧乳腺癌全切除术相比，单侧乳腺癌全切术后患者的胸椎后凸和腰椎前凸角度更大，这可以通过脊柱 X 线检查得以证实。年龄越大、骨质疏松越严重的患者接受单侧乳腺癌全切除术后发生脊柱侧凸、驼背的可能性越大。

心理障碍

有调查发现，33% 的患者在被诊断为乳腺癌后出现焦虑、抑郁情绪，1 年后此比例降为 15%，癌症复发后此比例升为 45%。患者主要表现为抑郁、焦虑及认知障碍等。因此，乳腺癌术后患者接受心理治疗很有必要，旨在减轻沮丧和认知行为的改变。

性功能障碍

乳腺癌患者常在接受治疗后出现不同程度的性功能障碍，这种情况往往由多种因素引起，不仅影响患者的生活质量，也严重影响患者配偶及家庭的生活质量。因此，重视并加强性康复指导十分重要。

乳腺癌术后功能障碍的防治

早预防、早干预

早预防、早干预可以有效降低乳腺癌术后肩关节僵硬等功能障碍的发生。针对相关影响因素我们可以采取以下预防措施。

▶ 选择适宜的手术方式。对于疾病早期、腋窝淋巴结转移可能性小者，尽量选择创伤小的手术方式；淋巴结清扫范围可适当减小，同时要注意手术切口的选择。

▶ 严格掌握放疗的适应证和禁忌证，选择合适的照射范围和剂量。

▶ 保护患侧上肢，预防术后感染、伤口愈合不良、皮下积液、皮瓣坏死和上肢淋巴水肿等并发症的发生。对于腋窝淋巴结清扫术后患者，不要在患侧手臂测血压、输液、注射及采血，避免皮肤破损，减少感染的发生；

注意采取保护措施，避免受伤；避免长时间接触有刺激性的洗涤液；避免蚊虫叮咬；避免患侧上肢负重超过 5 千克；避免强光照射，晒太阳时应遮盖肩部及手臂，经放疗后的皮肤更需要保护。如果手臂变红或异常，或水肿严重，应及时就医。

🌙 给予心理支持。护理人员应该多开导患者，使患者以良好的心态面对疾病、治疗及康复，并指导患者家属多体贴、关心患者。

🌙 术后早期、合理、有计划地进行患侧上肢功能锻炼。功能锻炼是乳腺癌术后患者康复的重要组成部分，与患者的生活质量密切相关。

🌙 提高功能锻炼依从性。医护人员应告知患者早期功能锻炼的重要性，从而提高患者功能锻炼的依从性。

综合康复

🌙 上肢功能锻炼，目前国内外针对患侧上肢功能障碍均以运动疗法为主，术后 3 个月内为功能锻炼的关键时期。乳腺癌术后上肢功能锻炼的效果是肯定的，但需要掌握开始不同运动的时机，以及正确、安全的运动方法。

🌙 物理因子疗法，该方法需要在康复治疗师的指导下使用，以保证疗效，避免较大副作用。

乳腺癌术后患者应进行哪些康复训练

运动疗法

乳腺癌术后早期应鼓励患者进行患肢按摩，手腕及肘部锻炼，在胸壁引流管拔除及手术伤口愈合后应积极进行以患侧肩关节为主的运动。大量文献研究报道，适当的康复训练（包括患侧手、腕、肘等部位的运动）不仅可以促进手术创面血液循环，还可避免皮下积液及瘀血，防止肩关节周围肌肉萎缩和软组织粘连、关节僵硬，为术后患侧上肢功能恢复打下良好的基础。

肩关节的运动功能

肩关节由肱骨头与肩胛骨的关节盂构成。肩关节为全身最灵活的关节，可做前屈和后伸、内收和外展、旋内、旋外及环转运动。

正常人肩关节主动前屈可达 120°～180°，主动后伸可达 65°。

肩关节内收和外展：正常人水平内收可达 130°，外展可达 170°。

运动原则

运动类型

运动类型包括助力运动（他人助力、自助力、器械助力）、主动运动（等张运动、等长运动、等动运动）。

选择合适的运动方式

①由易到难的原则：一般先选择他人助力运动，当手术伤口处渗出液减少、患者的整体状况好转时则可适时选择自助力运动、无抗阻运动。②安全性原则：即无痛或微痛原则。当患者选择某种运动方式时，如果进行 5 次后不引起疼痛或仅引起轻微疼痛，则说明当下选择这种运动方式是安全的；但要注意运动量，一般同种运动连续做 5 次即可，不能连续运动太多次，以免撕裂伤口；上午、下午可以各完成 1~2 组运动（每组 4~5 次）。

专家教你自我运动的方法

乳腺癌术后患者功能锻炼的时间一般要求持续半年到一年，其中术后 3 个月内为功能锻炼的关键时期，分为三个阶段：术后至第 1 周为第一阶段，术后 1 周至 1 个月为第二阶段，术后 1 个月至 3 个月为第三阶段。

乳腺癌患者功能训练的目标包括近期目标和远期目标。

◗ 近期目标：如无特殊情况（过度肥胖、皮下积液、皮肤坏死、上肢严重水肿），术后 3 周患侧手臂能越过头顶摸到对侧耳朵，上肢外展大于 90°。

◗ 远期目标：患侧上肢活动度基本恢复到术前水平，能进行正常工作和生活。

第一阶段

术后至第 1 周：即术后第 1 天至胸壁引流管拔除前（一般 7d 左右拔除）。在此期间所进行的功能锻炼均为早期运动。

术后 1~2 天

◗ 体位摆放：术后患侧上臂用绷带固定平行于躯干的体侧，宜取平卧位或健侧半卧位，需要为患者定时翻身。取平卧位时，用软枕略垫高患者术侧肩部及上肢，使其与前胸壁同高或稍高于前胸壁。这样既可以保持负压引流管的通畅，防止皮下积血、积液，又可以利用重力作用，促进淋巴与静脉血回流，预防或减轻上肢水肿。特别要注意观察手术部位出血情况以及手的末梢血液循环情况，加强患侧上肢的康复护理。

◗ 呼吸操：患者做呼吸操可以增强呼吸肌功能，促进肢体静脉血及淋巴液回流，减轻手术部位的水肿。操作方法：取仰卧位，双手掌置于腹部以感受腹部的起伏，嘴唇闭合，经鼻子缓慢深吸气至无法再吸气为止。此时憋气，憋气 2~3 秒后放开气道，做呼气动作，使气流经口缓慢完全呼出（此时嘴唇噘起似吹蜡烛）；再闭合嘴唇，经鼻子缓慢深吸气，即进入第二次呼吸训练。每 5 次呼吸训练为 1 组，每小时做 1 组。注意：吸气时腹部要鼓起，呼气时腹部要下陷。

呼吸操

◗ 患侧上肢运动：手术当天麻醉消退后，即可开始轻柔地进行握拳、伸指、屈腕等运动，以指、掌、腕关节的手功能运动为主（此时避免活动肩关节）。

握拳运动

患侧上肢肌肉的绷紧与放松

手术后 3~4 天

▶ 患侧上肢的运动：在仰卧位或坐位下进行肘关节屈伸运动（同侧肩关节保持不动），连续做 5 次为 1 组，上午和下午各做 2 组。可以与健侧上肢同时运动。

▶ 健侧上肢的运动：在仰卧位下举装满水的矿泉水瓶，做屈伸肩关节和肘关节的运动。连续做 5 次为 1 组，上午和下午各做 2~3 组。

▶ 放松运动：指导患者用健侧手自下往上揉捏患侧上肢，以放松患侧手臂肌肉。

▶ 直腿抬高、挺腹运动（臀桥），可以预防下肢静脉血栓形成。

直腿抬高运动

挺腹运动（臀桥）

手术后 5~7 天

除可继续进行上述运动外，还可以用患侧的手触摸对侧肩或同侧肩（可用健肢辅助，需避免引起手术部位明显疼痛）。

用患侧的手触摸对侧肩

用患侧的手触摸同侧肩

早期功能锻炼的注意事项

乳腺癌术后第 1 周通过指导患者做上述肢体关节的活动，产生肌肉收缩，有助于挤压深静脉，能有效预防患侧上肢积液、水肿；同时可以有效预防下肢静脉血栓等并发症，还能帮助患者保持体力。但如果胸壁引流管引流出的液体量超过每天 60 毫升、运动后手术部位发生疼痛或疼痛加重，则应该降低运动强度。早期运动应在康复专家指导下进行。

第二阶段

术后 1 周至 1 个月：乳腺癌术后胸壁引流管通常在术后 7 天左右拔除，术后 7~14 天术口拆线；需要化疗的患者则在术后 2~6 周内接受化疗，一般需要进行 4~8 个疗程，每个疗程 1 天。

运动方法：主要以手术侧肩关节训练为主。运动时仍需保护手术伤口，在无痛原则下进行缓慢运动，避免术口被撕裂。同时积极预防姿势异常（脊柱侧凸、驼背）、神经痛、神经损伤等并发症，并进行体能恢复训练。

术后 1~2 周内

此时术口尚未拆线。除可继续进行第一阶段的所有运动外，在不引起疼痛的前提下，需循序渐进地增加患侧耸肩（自助力耸肩）、肩胛骨环绕、握力器等训练。

❱ 自助力耸肩、肩胛骨环绕

自助力耸肩　　　　　　　　肩胛骨环绕

❱ 增加肩关节活动度的练习：肩关节训练须遵循"由易到难原则、安全原则、关节活动范围由小到大原则"。

锻炼的注意事项：无论做哪种运动，用力都要适度，不可用力过大、过猛、过快，且在运动的终末要停留 3~5 秒以增强效果，之后再进行下一次的肩部运动。任何一次运动均以不引起术口、患侧肩的明显疼痛为度。

1）自助力肩水平内收、自助力肩前屈上举、自助力肩后伸并内收运动

2）自助力肩关节运动（肩前屈上举、肩外展、肩自然内收、肩水平内收）

3）肩关节活动（肩内旋、肩外旋、肩后伸）

视频 1　　　　　　视频 2　　　　　　视频 3

❱ 增强上肢肌肉力量的训练：在完成上述运动的基础上，患侧手可握一瓶矿泉水，进行适度的肩关节前屈上举、外展上举、内外旋、后伸运动

以及主动屈肘、伸肘运动。可以通过将瓶中的水换成沙子，或者往装满沙子的矿泉水瓶中注水的方法增加重量，以提高肌力训练效果。

▶ 单侧乳房切除者要预防脊柱侧凸及驼背：一侧乳房切除者两侧胸部重量不同，可导致躯干向患侧倾斜，从而引起斜颈，头歪向健侧，高低肩等。也可因为手术后局部疼痛，患者为了避免手术切口摩擦引起疼痛加重，身体自然地向患侧倾斜。时间久了就会造成脊柱向健侧凸、患侧弯的并发症。或者因为一侧乳房的缺失，患者走路时含胸、上半身不敢挺直，时间久了，也会引起胸椎后凸、驼背等并发症。脊柱侧凸及驼背又会导致患者出现顽固性肩痛、腰背痛，严重者出现间歇性跛行等症状。

预防脊柱侧凸及驼背，首先需要在手术前就对患者进行健康教育：术前教会患者如何进行肩关节的活动，嘱患者术后要尽量挺胸，注意正确的坐姿和站姿，避免脊柱并发症的发生。

1）康复体操：患者面对镜子站立，躯干挺直，做双侧耸肩、脊柱向健侧弯曲、抬头挺胸等运动；以及仰卧位抬头。另外，太极拳、八段锦、气功等中国传统运动亦能改善肌力、增强脊柱和肩部柔韧性、关节的活动度和维持脊柱的稳定性。

2）脊柱向健侧弯曲运动

适合人群：脊柱呈"C"形侧凸的患者。

3）左上肢前屈上举加左下肢后伸髋

适合人群：伴胸段脊柱向右侧凸、伴腰段脊柱向左侧凸（脊柱呈"S"形侧凸）的患者。

脊柱向健侧弯曲运动

左上肢前屈上举加左下肢后伸髋

4）右上肢前屈上举加右下肢后伸髋

适合人群：胸段脊柱向左侧凸或/和腰段脊柱向右侧凸（脊柱呈反"S"形侧凸）患者。

右上肢前屈上举加右下肢后伸髋

◗ 神经损伤的运动疗法：仅有少部分乳腺癌手术可能损伤神经。对于有神经受损的乳腺癌术后患者，做以上所有运动时必须充分保护受损神经，在避免牵拉受损神经的前提下方可进行该神经支配肌肉的主动收缩运动。

1）肌皮神经屈肘运动

肌皮主要支配肱二头肌，功能是屈肘关节。肌皮神经部分损伤后会导致屈肘力量减弱，因而需要锻炼。

2）桡神经受损做等长伸肘、伸腕、伸指运动

桡神经主要支配伸肘、伸腕、伸指肌群，此神经受损时伸肘、伸腕、伸指力量会下降。

屈肘运动

等长伸肘、伸腕、伸指运动

3）腋神经损伤做肩关节外展运动

腋神经主要支配三角肌，三角肌的主要功能为外展肩关节，因而腋神经损伤可以导致肩外展乏力。

肩关节外展运动

肩关节外展运动（指梯辅助）

4）正中神经或尺神经损伤可做屈腕握拳运动

正中神经、尺神经共同支配屈腕肌和屈指肌，其中的任何一根神经损伤都可导致屈腕屈指乏力。

5）尺神经损伤可做分指并指运动

尺神经功能：该神经支配骨间掌侧肌和骨间背侧肌，其主要功能为分指与并指，因而尺神经损伤可导致分指、并指乏力。

屈腕握拳运动

分指并指运动

❱ 伴有神经痛的其他康复方法：包括运动训练在内的综合疗法、利用虚拟现实技术进行的游戏性训练等均可不同程度地减轻疼痛，改善患者的认知状况、抑郁症状和运动功能。有研究证实，乳腺癌手术伤口已经愈合良好的患者在 32℃暖水池中每次 20~30 分钟、每周 3 次、持续 8 周的低强度肢体运动，能够有效减轻颈部、肩部的疼痛。

❱ 恢复体能的锻炼：增加平地行走、爬斜坡的时间。需将每次行走时间控制在 30 分钟以内，避免过度劳累和运动性损伤。

第三阶段

术后 1 个月至 3 个月：此期手术部位已愈合，部分患者还在化疗期间。为了减轻手术部位疼痛及保护手术伤口，乳腺癌术后患者往往会显著减少对患侧上肢的使用，从而引起患侧上肢的肌力减弱，以及上肢协调性下降、日常生活活动能力与社会参与能力下降。另外，此期如果术口出现明显的瘢痕，则可因瘢痕挛缩进一步加重肩关节的功能障碍。

该阶段运动疗法主要包括回归社会前的锻炼方法，目的是进一步增加患侧上肢的肌力，防止瘢痕挛缩。逐渐加大肩关节的活动范围，改善双侧上肢协调性。还包括日常生活活动能力训练、社会参与性活动（如广场舞、太极拳、乒乓球、羽毛球等）。

学会进一步增强上肢肌力的锻炼方法

❱ 上肢肌群肌力训练：选择增强患者肌力的方法主要根据患者肌力评估的结果来定，如部分乳腺癌患者有腋窝淋巴结转移、扩大根治术后出现臂丛神经损伤，因而会有肌肉瘫痪（肌力 ≤ 2 级）的情况，此时也需要进行辅助运动（助力运动）；当肌力 ≥ 3 级时，则应该通过抗阻训练来增强肌力。器械可选择沙袋、拉力器、哑铃、弹力橡胶带等。

1）增强肩胛带肌群肌力运动

2）增强肘关节屈伸肌群肌力运动

视频 4

视频 5

视频6

主动肌：肱二头肌、肱肌。

3）前臂、手腕、手指运动

日常生活活动能力训练

包括在做家务过程中锻炼上肢功能、步行、慢跑等。必要时咨询康复专业人员。

社会参与性活动

患者应积极参与社会活动，如跳广场舞，打太极拳、八段锦、乒乓球，以及打羽毛球等。

出院后居家自我锻炼的方法

为何出院后还要进行自我锻炼

乳腺癌术后一般2周左右即可出院。目前普遍认为乳腺癌术后患侧肩关节功能锻炼持续时间应保持在6个月以上，特别是前3个月尤为重要。如果术后早期没有进行患肢功能锻炼，由于瘢痕组织收缩将造成肩关节活动受限；在瘢痕组织处于较稳定状态后，再进行锻炼，其效果也不理想。因此，患者出院后应在医生的指导下尽早开始锻炼。

出院后如何进行自我锻炼

告知患者所有自我锻炼均需循序渐进。锻炼时出现适度的肩膀酸痛是正常现象，不必过分担心，因为第二天这种酸痛感就会消失；但如果肩膀酸痛已超出自我能忍受程度则应及时暂停锻炼或减少锻炼。

徒手锻炼

◗ 手指爬墙运动、搓澡操、抱头运动、展翅运动、扩胸运动。

其他运动方式

◗ 利用社区的户外运动器械进行锻炼，如肋木练习、转盘、体操棒运动、拉弹力带等。

视频 7　　　　　　　　视频 8

◗ 有氧运动：出院后根据个人爱好及现实条件，积极选择适合自己的运动，如快走、慢跑、游泳，或打太极拳、八段锦等有氧运动。

◗ 球类运动：患者应根据自身实际情况选择合适的运动方式，如乒乓球、羽毛球等。练习前需先热身，在运动后应尽快用干毛巾擦干汗液，避免汗液被身体吸收导致受寒；还要避免洗冷水澡，不可用电风扇直接吹患者肩部等。

术后康复锻炼的注意事项及健康教育

注意事项

肢体功能锻炼要循序渐进，量力而行，活动范围由小到大，次数由少到多。

锻炼时间

横切口或有皮下积液与坏死的患者，功能锻炼时间不宜过早、过度。早期进行肩关节适当活动，可减轻肿胀。但早期过度活动对于 3 期乳腺癌根治术后患者来说，有可能增加或加重术后并发症，因而这类患者应该在有经验的康复治疗师指导下进行早期康复。在锻炼过程中如有浮肿加重应停止锻炼。在放疗期间出现浮肿或浮肿加重，应减轻活动量，因放疗可使淋巴管闭塞。

锻炼方法

患侧上肢严重肿胀的患者，必须在康复医师、康复治疗师的指导下进行功能锻炼。同时给予由远端向近端的轻中度手法按摩，减轻肿胀。

锻炼强度

肩部活动强度以不产生明显疼痛为度，康复锻炼以患者自主功能锻炼为主，被动活动为辅。

锻炼支持

在锻炼过程中，家人应对患者的微小进步加以鼓励，以增强患者的信心，取得患者的配合。

健康教育

对于乳腺癌术后患者，为了最大限度地减轻乳腺癌术后疼痛、渗出反应，同时减轻术侧肩关节周围肌肉萎缩及软组织粘连，保护肩关节的活动度，恢复上肢功能，提高乳腺癌术后患者的生存质量，需要对患者进行相关健康教育。

乳腺癌术后患者如何保护患侧上肢

肩关节保暖或自我热敷，避免受凉。

注意肩关节局部保暖，患肩用被子盖好；睡觉前用热水袋外敷；暖宝宝可热敷肩关节局部及周边；也可以用厚毛巾、围巾、棉护肩等覆盖在肩关节上；避免使用凉席、凉枕；避免电风扇、空调直接吹向患侧肩部；四肢避免接触凉水，避免喝凉水，尽量多喝温开水；避免洗冷水澡，每次用温热水擦澡后，随即换件干净的衣服穿上，以免受凉；避免居住或逗留在风大、潮湿的地方；避免患侧上肢输液等。经常将患侧上肢抬起超过心脏高度，以利于血液、淋巴回流，防止患侧上肢水肿。

注意事项：各种热敷温度要适宜，以不引起局部皮肤疼痛、烫伤为宜；擦热水澡时必须远离手术切口，洗温水澡最好在切口拆线愈合后进行，否则易引起切口感染。

保健体操

乳腺癌术后由于手术创面较大，术侧上肢活动受限，会引起一系列的并发症，如关节活动度降低、肌力减退，平衡和协调性下降，从而严重影响患者的生活质量。乳腺癌术后患者做一些保健体操可以避免或减少上述并发症的发生。另外，保健体操还可以减轻疲乏的程度，增强患者的体质，如太极拳就是不错的选择。

二十四式太极拳

太极拳动作轻盈、柔缓，练习时着重强调身体重心的动静结合、虚实转换，是一种全身统一的整体活动。太极拳作为中国医学史上一项重要的文化遗产，经过数百年的实践，已经被证实其具有治病健体的功效。现介绍 24 式太极拳的基本动作。

第一式：起势   第二式：左右野马分鬃

第三式：白鹤亮翅   第四式：左右搂膝拗步

第五式：手挥琵琶   第六式：左右倒卷肱

第七式：左揽雀尾   第八式：右揽雀尾

第九式：单鞭   第十式：云手

第十一式：单鞭   第十二式：高探马

第十三式：右蹬脚   第十四式：双峰贯耳

第十五式：转身左蹬脚   第十六式：左下势独立

第十七式：右下势独立   第十八式：左右穿梭

第十九式：海底针   第二十式：闪通臂

第二十一式：转身搬拦捶

第二十二式：如封似闭

第二十三式：十字手

第二十四式：收势

二十四式太极拳

八段锦

八段锦功法从宋朝流传至今已有上千年历史。其特点为动作简单易行，健身效果明显，是中华民族养生文化中的瑰宝。八段锦具有润滑关节、增强血管弹性和肌肉力量、调节脾胃、改善心肺功能及情绪的作用，能有效对抗放化疗对心肺系统的影响。

八段锦

4 其他物理治疗

乳腺癌手术部位可以做理疗吗

　　理疗分为两大类：第一类是应用天然的物理因子治疗疾病的方法，如日光疗法、空气浴疗法、海水浴疗法等。第二类是应用人工的物理因子治疗疾病的方法，包括：直流电疗法、低频电疗法、中频电疗法、高频电疗法、可见光疗法、紫外线疗法、红外线疗法、激光疗法、磁疗法、冷疗法、传导热疗法。

　　理疗的治疗作用包括消炎、镇痛、缓解痉挛、兴奋神经肌肉、软化瘢痕、松解粘连、促进组织细胞生长、镇静催眠、调节免疫功能及脱敏作用。很多理疗项目可以应用于乳腺癌术后患者，有些理疗方法治疗癌症也取得了一定的进展。但是，不是所有的理疗项目都适用于恶性肿瘤患者，而现在市场上销售的理疗保健产品很多，建议乳腺癌术后患者在选择理疗方法时咨询康复医师，不要擅自购买理疗机进行理疗。

专家教你怎样在家里做到生活自理

　　部分乳腺癌术后患者会出现上肢活动受限而使其生活自理能力受到一定程度的影响。患者出院后进行力所能及的日常生活活动，不仅能达到功能锻炼的效果，也可以提高患者独立生活的能力。下文介绍一些生活自理的技巧。

在床上翻身、坐起

翻身

　　床上翻身是最基本的日常生活活动。乳腺癌术后患者翻身主要步骤包括：先用健侧手抓住患侧手或托住患侧肘部；屈髋屈膝，向一侧转动头和颈；顺序旋转躯干、腰部、骨盆等。需要注意的是，在翻身过程中注意保护患侧上肢，要确保患侧肩膀有足够支撑，千万不可牵拉患侧上肢。

坐起

　　乳腺癌术后患者可以很轻松地从健侧由卧位坐起，这对患者来说比较容易，也比较安全，但不利于患侧上肢的使用。如果没有运动禁忌，应该练习从患侧起床。主要步骤包括：先转向患侧卧位；将双腿置于床外；用健侧上肢横过胸前置于床面上作为支撑；通过上肢外展和伸直的动作从侧卧位撑起坐直。

一组图告诉你如何穿脱衣服

接受乳腺癌根治手术后，上肢活动受限患者穿脱上衣的原则是：先穿患侧，再穿健侧；先脱健侧，再脱患侧。

穿脱套头上衣

❱ 穿脱套头上衣的方法和步骤

穿套头上衣

脱套头上衣

穿脱前开口上衣

❱ 穿脱前开口上衣的方法和步骤

穿前开口上衣

脱前开口上衣

穿脱胸罩

穿脱胸罩困难者可以在胸罩后面缝上松紧带，按穿脱套头上衣的方法穿脱。也可以先将胸罩的后面转到前面系好，然后再转回后面穿好肩带。脱胸罩时用健侧手先在后背解开挂钩，然后取下健侧吊带，再取下患侧吊带。如在后背解开挂钩有困难可以先解下前胸的吊带，然后转到前面，再解开挂钩。

进食练习

乳腺癌术后患者患侧上肢活动受限可以用健侧手完成进食等活动。如患侧上肢无运动禁忌，则可循序渐进地练习用患侧手固定碗，用健侧手使用筷子进食，逐渐地练习削/剥水果皮、吃水果、端杯子喝水、用患侧手拿筷子吃饭等活动。

个人打扮的方法与技巧

个人打扮一般包括洗脸、梳头和刷牙等。虽然乳腺癌术后患者用健侧手就可以完成这些活动，但如果身体条件允许，应尽量使用双手或用患侧手完成。

洗脸

洗脸包括打开和关上水龙头、洗脸、冲洗小毛巾、拧干毛巾、擦脸等步骤。乳腺癌术后患者上肢活动受限时，则可以用健侧手洗脸，用健侧手清洗患侧手及臂部。如果有需要可为患者提供一个合适的椅子坐着洗脸，做这些活动时建议患者靠近脸盆以减小难度。困难的是擦洗健侧手臂，通常可以坐在凳子上，把洗手池中放满水或将脸盆放好水置于面前，将浸湿的毛巾固定在洗手池边缘擦洗健侧手臂；将毛巾放在腿上擦干健侧手臂。

梳头

乳腺癌术后上肢活动受限影响梳头者可以把梳子进行改造，将梳子把加长或购买长柄的梳子。

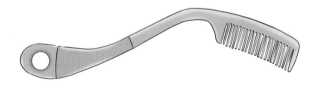

长柄梳子

洗澡

乳腺癌术后上肢活动受限造成洗澡时擦洗后背困难，可以用带环的搓澡巾轻柔地完成搓澡的动作。

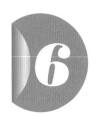

在做家务的过程中锻炼上肢功能

乳腺癌术后患者如患侧上肢无运动禁忌，应加强患肢的活动，多做一些有上肢参与的家务活动，循序渐进，长期坚持，可以促进患侧上肢的血液循环，减轻水肿，维持和改善上肢的关节活动度，提高肌力，有利于重返社会，提高生活质量。

擦拭桌面

用患侧手或用双手擦拭桌面（如餐桌、书桌），如向左右两侧、前后方向、顺时针/逆时针方向画圈等方式擦拭桌面。

擦拭家具的立面

用患侧手或用双手擦拭家具的立面，如用向左右两侧、上下、顺时针/逆时针方向画圈等方式擦拭家具。

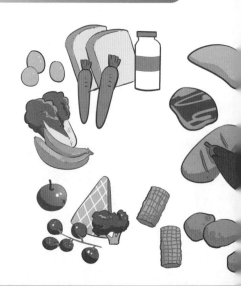

做饭

用患侧手固定需要切割的食材，用健

侧手切割；烹饪时用患侧手固定锅具，用健侧手搅拌、翻炒。当患侧上肢没有活动限制时，可以反过来以锻炼患侧上肢的肌力，改善关节活动功能。

擦地

让患侧手臂和腿在前，健侧手臂和腿在后用拖布擦地是非常好的上肢训练方法。

洗 / 熨衣服

洗衣服

乳腺癌术后如患侧上肢不宜做大范围活动时可以先用患侧手固定衣服，用健侧手搓洗小衣服；当患侧无运动禁忌时可以反过来，用健侧手固定衣服，用患侧手进行搓洗。

熨衣服

乳腺癌术后如患侧上肢不宜做大范围活动时可以先用患侧手固定衣服，用健侧手熨衣服；当患侧无运动禁忌时可以反过来，用健侧手固定衣服，用患侧手进行熨烫。用双手叠衣服后收入衣柜等活动也是很好的上肢练习。

整理床铺活动

整理床铺活动是一项包括肩、肘、腕及手指等多个关节的综合运动，对于那些患侧无运动禁忌者可以通过这项活动维持和改善上肢的关节活动度，提高肌力。如铺床单、叠被子等。

综上所述，坚持进行功能锻炼，同时进行多维度康复在经济及效率方面有显著优势。针对我国目前的康复现状，医护人员首先要重视乳腺癌术后患者心理康复问题以及包括患者配偶在内的康复问题；其次针对不同患者存在的问题进行个体化的多学科合作，进行多维度的综合康复。医护人员在治疗方案制订之初就应考虑患者的康复需求，并在治疗的不同阶段融入康复理念，真正实现乳腺癌的全程康复管理，全面提高乳腺癌患者的生活质量。

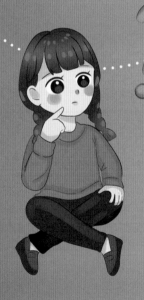

Part

5

乳腺癌术后上肢感觉障碍康复

乳腺癌术后患者在刀口处或者腋下乃至患侧上肢都可能出现麻木、腋下异物感、牵拉感、疼痛等感觉，为了最大限度地保护患者生命，同时为了提高患者治愈后的生活质量，我们可以采取一些措施来预防或减轻这类不好的感觉。

乳腺癌术后感觉功能障碍

诊室里的故事

在一个普通的门诊日，王阿姨忧心忡忡地走进了康复科的诊室。"医生，您帮我看看，我这只手怎么越来越麻，有时候还会痛，没有力气，最近连杯子都拿不起来了"。

张医生仔细询问了最开始发病的时间、主要表现、麻木的位置、发病的过程和以前的患过的疾病等情况。并为王阿姨做了仔细的检查，张医生发现王阿姨的左上肢有肿胀，左手触觉确实减退了，而且左手和左上肢的力量明显比右侧弱了很多。

原来王阿姨在 3 年前有过左侧乳腺癌手术切除的病史，术后接受了放疗，既往也有明确的颈椎间盘突出病史，近 2 年出现左上肢"变粗"，近 1 年逐渐出现左手发麻发木，刚开始是几根手指间断地发麻，后来持续的时间越来越长，范围也越来越大了，还出现了过电样的疼痛，慢慢的手部力量也减小了。

王阿姨到底怎么了，她为什么出现了发麻、发木、疼痛、无力的感觉，这是颈椎间盘突出导致的吗？还是因为左上肢水肿引起的？和她的乳腺肿瘤病史有关系吗？

我们的外部感觉通常包括视觉、听觉、嗅觉、味觉、痛觉、本体感觉、冷热觉、触觉等感受。我们通过这些基本的感觉来感知外界的环境，那么这些感觉是如何产生的呢？

总体来说，感觉的产生需要感受器（接受环境刺激，产生信号）、传导神经（将信号传送到大脑）、感觉中枢（分析传入的信号，产生相应感觉）这三个部分。感受器就像侦察兵，传导神经就像是通讯员，而感觉中枢就是参谋部了。

侦察兵、通讯员和参谋部这三个部分，任何一个环节受到刺激都会使我们出现各种的感觉，在正常情况下，感觉有助于我们去认识环境，识别有害事物。但是在病理情况下，我们感受到的感觉并不是由于外界环境导致的，是神经由于受到病理刺激而放电，使我们感受到疼痛、麻木，会给我们带来痛苦，让我们寝食难安，生活质量大大下降。这种非正常的感觉提示了疾病的存在。

王阿姨在没有外界伤害刺激的情况下，感受到了发麻、发木和疼痛，并逐渐出现了肢体力量的下降，这显然是一种病理状态，是异常的感觉，需要及时到医院接受治疗。

关于乳腺癌手术和感觉异常

癌症的到来就像生活的一个急转弯，平稳的生活突然中止，一切是那么的陌生。面对这一切，大家通常只能关注到最显而易见、最重要的部分：乳房是否能保住、病理检查的恶性程度、放疗和化疗的疗程、生命还能够延续多久、有没有远处转移，以及经济负担等。在度过这些难关之后，患者庆幸于自己再次回归生活，或者认为做过大手术的地方，有一点不舒服是正常的，从而忽略掉一些看似不大，实则影响深远的一些"小问题"，比如：肩膀、手肘感觉沉重？有点痛？有点发麻发木？冷热感觉不太一样了？有僵硬牵扯感？这些感觉异常预示着什么？是什么原因造成的呢？又会有什么后果呢？

感觉异常通常可以分为感觉过敏和感觉减退。乳腺癌术后患者出现感觉异常的概率并不低，是一种常见的术后症状，发生的时间可以从术后数天到术后数十年，常见表现有疼痛、沉重乏力感、发麻、发木、僵硬牵扯感、冷热感觉减退等。这些症状产生的原因有多种，术中血管神经损伤、术后伤口疼痛、瘢痕收缩牵拉、感染发炎、放射性神经损伤等都有可能造成。随着异常感觉的加重，可能会影响患者的日常生活和社交活动，并由此引起疲劳、沮丧、易怒、焦虑、孤独感和压力感。所以，我们在面对乳腺癌术后的各项身体改变时，要注意肢体的异常感觉变化，及时发现疾病的苗头，积极寻求治疗，避免难以挽回的后果。

追根溯源，乳腺癌术后单上肢感觉异常的原因

术后伤口疼痛

术后麻醉药物的作用逐渐消失，未愈合的伤口会有疼痛的感觉，在发生疼痛时，有一部分患者会选择忍受，尽量避免使用镇痛药物，他们认为镇痛药物会让人产生依赖性或者担心其他的一些副作用，认为能忍就忍。事实上这种忍受是完全没有必要的，当发生疼痛时，你可以通过寻求治疗控制大部分的疼痛，没有必要去忍受疼痛。

瘢痕牵拉

在伤口愈合后的一两年里，如果瘢痕比较巨大，可能牵拉周围的皮肤和皮下组织，导致上肢活动时产生牵拉感，这种感觉可能使上肢活动受限，影响日常生活。当瘢痕压迫到血管、神经时，也会出现肢体麻木感和肢体无力。在出现瘢痕生长过快，产生拉扯感或麻木时，需要及时联系医生，可以是手术医生、整形科医生，也可以是康复科医生，请医生帮助修整瘢痕，或者松解神经，训练肢体功能，避免后期因瘢痕挛缩出现关节活动受限或瘢痕长期压迫神经造成不可逆转的神经损伤。

颈椎病

颈椎病和乳腺癌手术之间并无直接联系，它可以发生在我们每个人身上，也可以发生在乳腺癌患者身上，因此出现一侧或双侧上肢疼痛、无力或麻木的时候，也需要考虑颈椎的问题，及时就诊和治疗，改变生活习惯，避免神经的进一步病变。若不能得到及时治疗，后期可能出现肌肉萎缩，肢体无力，则需要手术治疗来阻止病情的发展。

王阿姨因有明确的颈椎间盘突出病史，因此左上肢出现的症状需要考虑这个原因。

放射性臂丛神经损伤

在术后接受放疗的患者中，有一部分患者会在治疗结束后数月到数十年的时间后，出现患侧上肢麻木、疼痛、无力，在排除颈椎病等情况后，要考虑放射性臂丛神经损伤。

放射性臂丛神经损伤没有特别有效的治疗方案，目前主要有神经松解、皮瓣移植等手术治疗方案，以及神经营养药物治疗。在神经损伤早期进行手术和药物治疗可在一定程度上缓解疾病的进展，减轻疼痛。当患者产生肢体活动障碍时，需要及时进行康复治疗，避免关节挛缩，导致功能障碍。

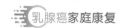

肿瘤复发或转移

当肿瘤复发或转移侵蚀到神经时，会引起神经性疼痛，以及神经支配的相关肌肉的功能障碍。神经性疼痛通常十分剧烈，表现为尖锐的过电样或烧灼样痛。癌细胞侵袭导致的神经痛，需要在医生的指导下用药控制，当发生以上情况时需要及时就医，积极寻求治疗方案。

炎症

目前多数乳腺癌手术治疗需要摘除部分淋巴结，这会导致淋巴回流通路受损，而淋巴结作为免疫系统的一部分，摘除也会导致患者更容易被感染。炎症产生时，会有红肿、发热、疼痛等表现，需要及时治疗，避免淋巴管的进一步损伤。

水肿

当淋巴结被摘除，淋巴管道受到破坏，淋巴液的回流效率也会降低，最终导致组织液聚集，堆积的组织液里面含有蛋白质、脂肪等营养物质，长期的堆积会使细胞的生活环境变差，引起慢性炎症，进而发生纤维增生，从开始的可逆转的淋巴肿逐渐发展为不可逆转的淋巴肿。过度肿胀的软组织也可能压迫神经，压迫感觉神经会导致感觉异常，比如发麻、发木、感觉减退或疼痛，压迫运动神经则会导致肢体无力，出现力量下降、肌肉萎缩。

心理因素导致的感觉异常

乳腺癌是一种重大疾病，可能引起患者焦虑和／或抑郁的情绪。如果遭受了情绪变动带来的痛苦，可以寻求医生的帮助，通过专业的病情沟通和适当的药物治疗，来帮助患者度过疾病期的焦虑不安和低落感。

③ 如何知晓自己感觉障碍的程度

乳腺癌术后常见的感觉障碍

乳腺癌术后常见的感觉障碍有感觉过敏和感觉减退。

感觉过敏

感觉过敏主要表现为疼痛，根据疼痛的分布范围、性质、程度、是否发作以及加重和减轻等因素，临床上将疼痛分为以下几种：①局部疼痛。②放射痛。③烧灼性神经痛。④反应性疼痛。⑤扩散性疼痛。⑥牵涉性疼痛。⑦心因性疼痛。

感觉减退

◗ 轻触觉：让患者闭上眼睛，检查者用棉花或软毛笔对其体表的不同部位依次接触，询问患者有无感觉，并且在两侧对称的部位进行比较。刺激的动作要轻，刺激不应过于频繁。检查四肢时刺激的方向应与长轴平行，检查胸腹部的方向应与肋骨平行。检查顺序为面部、颈部、上肢、躯干、下肢。

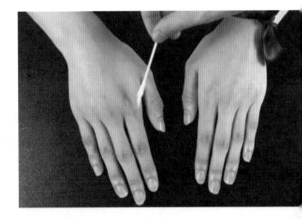

触觉评估

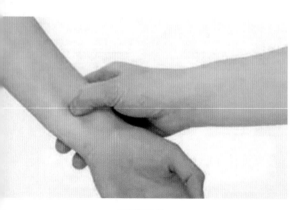

压觉评估

◗ 痛觉：让患者闭上眼睛，检查者用大头针或尖锐的物品（叩诊锤的尖头）轻轻刺激患者皮肤，询问患者有无疼痛的感觉。对痛觉减退的患者要从有障碍的部位向正常的部位检查，而对痛觉敏感的患者要从正常的部位向有障碍的部位检查，这样容易确定异常感觉范围的大小。

◗ 压觉：让患者闭眼，检查者用大拇指使劲地去挤压肌肉或肌腱请患者说出感觉。压觉检查通常从有障碍部位到正常的部位进行。

◗ 温度觉：包括冷觉与温觉。冷觉用装有 5℃~10℃ 冷水的试管，温觉用装有 40℃~45℃ 温水的试管。在闭眼睛的情况下交替接触患者皮肤，嘱患者说出冷或热的感觉。选用的试管直径要小。管底面积与皮肤接触面不要过大，接触时间以 2~3 秒为宜，检查时两侧部位要对称。

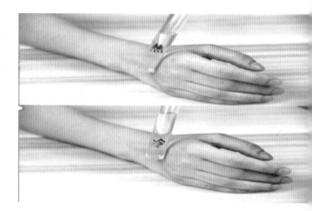

温度觉评估

◗ 关节觉：关节觉是指关节所处的角度和运动方向的感觉，包括位置觉和运动觉。

位置觉：患者闭上眼睛，检查者将患者手指或一侧肢体被动摆在一个位置上，让患者说出肢体所处的位置，或用另一侧肢体模仿出相同的角度。

运动觉：患者闭上眼睛，检查者用手指夹住患者手指两侧，上下移动 5 度左右，让患者辨别是否有运动及移动方向，如不明确可加大幅度或测试较大关节，让患者说出肢体运动的方向。

◗ 震动觉：让患者闭上眼睛，将每秒震动 128 或 256 次的音叉置于患者骨骼突出部位上，请患者指出音叉有无震动和持续时间并做两侧、上下对比。检查时常选择的骨突部位：胸骨、锁骨、肩峰、鹰嘴、桡尺骨小头、棘突等。

❯ 重量识别觉：给患者有一定重量差别的数种物品，用单手掂量后，比较、判断各物品的轻重。

❯ 质地识别觉：分别将棉、毛、丝、橡皮等不同质地的物质放入患者手中，让患者分辨。

❯ 注意：检查者要耐心细致，使患者了解检查方法并充分配合，注意调整患者的注意力；患者体位合适，检查部位应松弛，以提高检查的准确性；先检查正常的一侧，使患者知道什么是"正常"；然后让患者闭上眼睛，或用东西遮上；在两个测试之间，请患者睁眼，再告诉新的指令；避免任何暗示性问话，以获取准确的临床资料；所给的刺激以不规则的方法由远及近；先检查整个部位，一旦找到感觉障碍的部位，就要仔细找出那个部位的范围。

通过对感觉检查的结果分析，应能判断引起感觉变化的原因，感觉障碍对日常生活、功能活动及使用辅具的影响，以及采取哪些安全措施可以防止患者由于感觉上的变化而再受损伤，要能预测将来的变化，判断何时需要再次做检查。

感觉功能障碍不可怕，及时治疗是关键

疼痛的治疗

癌性疼痛的治疗

对于癌性疼痛的治疗，最主要的方式是去除肿瘤病灶，因此及时就诊

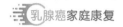

最为关键。

神经病理性疼痛的治疗

神经病理性疼痛是一类治疗难度非常大的慢性疼痛，由于其发病机制尚未完全阐明，目前尚缺乏理想的治疗药物。有研究发现，高压氧、针灸、中药等可以缓解疼痛。目前，镜像训练也可以在一定程度上减轻术后神经性疼痛。

心因性疼痛的治疗

首先要根据患者的病情，及患者能接受的讲解方式，对患者进行必要的基本医学知识的讲解，让患者了解到她的病情是在可控制的范围，并不会引起如此大的疼痛。如果患者对医学知识有所了解，但是很难理解自己的疼痛，可以用类比的方式给患者举例子，并告知患者如果长期心理负担过重会造成什么样的严重后果，让患者放弃不必要的焦虑。

感觉减退的治疗

感觉功能和运动功能关系密切，出现感觉丧失、迟钝、敏感等，会严重影响运动功能。

感觉训练的基本原则

◗ 纠正感觉异常肌肉，抑制异常姿势和病理运动模式。

◗ 施加感觉刺激时，必须防止刺激造成的痉挛加重。

◗ 为获得最佳治疗效果必须取得患者的合作。

◗ 治疗者与患者应有充分的思想准备，感觉的恢复不可能在短时间出现。

◗ 同一动作或同一刺激需反复多次，还要注意不能频繁更换训练工具。

◗ 根据患者感觉障碍的程度选择适当的训练方法和训练工具，训练要循序渐进、由易到难、由简单到复杂。如在木箱中放置一个圆球、一个方块木头，指示患者判断球和方块；在患者判断比较准确之后，再在木箱中放置大、中、小三个圆球或方木块，指示患者用患手触摸，判断它们的差异。

有明显感觉障碍的训练

在偏瘫恢复期训练运动的同时就要加入感觉功能训练。

◗ 手的抓握训练可使用木丁盘，在木丁外侧用各种材料缠绕，如砂纸、棉布、毛织物、橡胶皮、铁皮等，在患者抓握木丁时，各种材料对患者末梢的感觉刺激和视觉的参与可提高其中枢神经的感知觉能力。

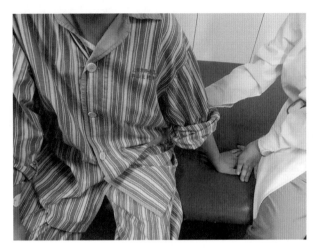

患侧上肢负重

◗ 患侧上肢的负重训练是改善上肢运动功能的训练方法之一。患侧上肢负重时，可在支持面下铺垫不同材料的物品，如木板、金属板、棉布、绒布等，这就在无形中对手掌施加了各种各样的感觉刺激。

深感觉障碍的感觉运动训练

深感觉障碍主要体现在位置觉障碍和运动觉障碍两方面，两者必须结合训练。最初，由治疗者通过被动运动引导患者做出并体验正确的动作，然后指示患者用健侧去引导患侧完成这些动作，再进一步，通过双手端起较大物品的动作，间接引导患侧上肢做出正确动作。

书写练习也是一项有效的训练内容，起初按要求画线，画圆滑的曲线较画直线容易。当患者可较好地用笔后，可用线格纸，指示患者将字写入线格内。

预防感觉功能障碍，需要从预防各种发病因素开始。保持良好的生活习惯非常重要。患者应该保持良好的心情，不要过于紧张。多吃富含维生素、蛋白质的蔬菜水果，豆制品，蛋类，奶类等。避免辛辣食物、不吸烟、不饮酒。根据不同的原发病，采取不同的治疗措施，比如营养神经的药物，针灸，理疗，穴位注射疗法，康复锻炼等。

如果患者发现自己出现了感觉障碍，一定要保持冷静的心态，切勿慌张，及时去医院就诊，在医生的指导下进行治疗。

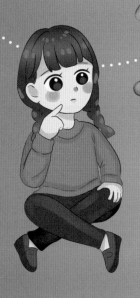

Part 6

乳腺癌术后淋巴水肿的治疗

乳腺癌术后淋巴水肿的发病率较高，基于不同患者的生理学差异、生活习惯、情绪、肥胖程度或者其他一些因素都可能引起淋巴水肿的发生。淋巴水肿的发生、发展是渐进性的，因此自我识别和预防尤为重要。如果已经发生了淋巴水肿，患者也不要过分担心，接受正规的治疗可以得到较好的控制。

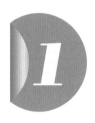

乳腺癌术后的淋巴水肿

什么是淋巴水肿

上肢淋巴水肿是乳腺癌根治术后的一种常见并发症，是由于腋窝淋巴结清扫手术切断了大量淋巴管，清除了周围的淋巴组织，造成局部淋巴系统损伤，和/或放射治疗后淋巴组织的正常结构遭到破坏、伤口感染等因素，由于淋巴管缺失或阻塞，使淋巴液回流障碍，使大量的体液、蛋白质积聚于皮下组织中。

大多数患者在手术后立即出现手臂的肿胀，这可能并不是淋巴水肿，而是术后水肿，此水肿会很快消退。但如果出现持续不退的水肿，甚至手臂发硬应引起重视，尽早就医。

淋巴水肿的原因很多，可能有以下几个方面。

◗ 忽视上肢或胸部轻微加重的水肿。

◗ 在循环不良的患肢抽血和输液、针灸。

◗ 在循环不良的患肢测量血压。

◗ 未保持患肢皮肤清洁干燥，未注意皱褶和手指间隙，浴后擦润肤露。

◗ 患肢长时间下垂和甩动上肢，以及搬提重物；进行重复性的或持久增加患肢阻力的剧烈运动。

⚫ 未保持理想的体重，吸烟、喝酒。

⚫ 穿限制循环的衣物和首饰，如紧身衣，带过紧的珠宝，戒指、手表等。

⚫ 淋浴或洗碗时，水温过高；桑拿或热浴；长时间在太阳下暴晒。

⚫ 患肢受到某些损伤，如割伤、针刺伤。

⚫ 做家务或种花草时未戴手套。

⚫ 修剪指甲时有损伤。

⚫ 患肢过分的疲劳。

⚫ 乘飞机未加压保护。

⚫ 出现感染症状，如皮疹、手足癣、瘙痒、发红、疼痛、皮温增高或发热时，未及时处理。

水肿的表现

乳腺癌术后的水肿分两种情况，一种是急性水肿，在手术后 6 个月内发生，主要是由于手术后不运动，血液循环不畅造成的；另一种是继发性淋巴水肿，一般在手术后 1~2 年后发生，多数是手臂过度用力、劳累所致。所以，乳腺癌手术后，要科学地做手部运动，同时还要保护好患侧的手臂，否则，很容易发生水肿。

案例

为什么乳腺癌术后会发生淋巴水肿

患者王某：之前上肢有点变粗未在意，以为自己发福了，直到加重了才引起重视。之前住院期间医生已宣教不能在患肢抽血、输液、针灸、量血压、戴首饰，水温不要过高，不要在太阳下暴晒，做家务要戴手套这些我都做到了。患肢长时间下垂和甩动上肢以及搬提重物；进行重复性的或增加患肢阻力的剧烈运动。

患肢过分疲劳。这两点我不能确定我是否做到了。为什么淋巴水肿不是术后就发生呢，为什么在1年后才发生呢？

医生：淋巴水肿发生的时间多变，有的人术后1~2年即发生，有的人10年后才出现。有Meta分析显示，手术时及治疗后2年是发生上肢淋巴水肿的高峰期。淋巴水肿可发生在患者术后3周至30年内，鼓励患者采用自我保健法保护患肢，避免危险因素，预防感染，保持皮肤的完整性。降低水肿对淋巴系统和静脉血管的损伤，从而减少上肢淋巴水肿发生概率。

患者王某：我觉得我基本上都是按照医嘱宣教做的，为什么还是会发生淋巴水肿呢？

医生：因为乳腺癌淋巴清扫腋窝甚至锁骨下淋巴结，阻断了上肢主要淋巴回路，使上肢主要淋巴回路损伤，术后引流不畅形成腋窝皮下积液、伤口感染、创缘坏死，造成炎症或瘢痕增生，影响手术后淋巴再生和回流代偿。如果局部有很小的伤口，由于水肿的上肢局部抵抗力低，很容易感染而引起急性淋巴管炎。患者上肢皮肤发红、疼痛，严重时全身发热，需要用抗菌药物治疗才会好转，如果反复发作将会加重上肢水肿。

放疗也是引发或加重淋巴水肿的常见原因。腋区、锁骨上区形成的大片较深的瘢痕硬结阻断了代偿性淋巴回路，放射治疗不仅引发淋巴水肿，同时也会造成静脉狭窄或闭塞，肢体淋巴水肿的发生率明显增加。

根据患者的身体状况不同，在乳腺癌术后会出现不同程度的淋巴水肿，轻者随着患肢活动受限的康复而缓解，严重者可导致外观异常、乏力、反复感染和上肢功能障碍等，严重影响患者的生活质量。

 **保持警惕——淋巴水肿的前兆**

作为乳腺癌淋巴清扫术后的患者，患侧手臂围增加了 2 厘米，可能患者没有发现；手臂或胸部突如其来感到一阵麻木感，周而复始地发作，患者也没有在意；患侧手指上的戒指莫名其妙地变紧，或许她们以为自己最近有些变胖了……然而这一切小小的身体变化都可能是在提示可能出现淋巴水肿了。

感觉变化

乳腺癌术后淋巴水肿早期，相比肉眼可见的表现，患者的感觉会更敏感，更能够察觉到是否有淋巴水肿。

- 手臂、胸部或者腋下出现疼痛、麻木、不适感或者是表皮温度降低。
- 感觉有沉重感或紧绷感。
- 手臂有肿胀感、针刺感，刺痛。手肘部异常敏感。患侧手臂和上肢有灼烧感。
- 淋巴清扫部位附近的关节（肩、腕或肘关节）变的坚硬，活动起来灵活性降低。

皮肤变化

皮肤上一些肉眼可见的变化可能更容易引起乳腺癌患者的警惕，皮肤的变化又是淋巴水肿最直接的症状。患者可以通过照镜子以及患侧、健侧

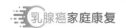

肢体的对比来进行自查。

> ❱ 皮肤出现皮疹、发痒、红肿、疼痛或者发热的现象。

> ❱ 皮肤质地和皮肤表面发生变化，如变硬、变红、变紧绷。

> ❱ 曾经皱褶的皮肤看上去变得比以前要光滑了。

> ❱ 手臂或手背侧发现了明显的皮纹不对称。

生活变化

> ❱ 感觉内衣变紧了，尤其是和健侧不一样了；有时候患侧手臂可出现明显的凹痕。

> ❱ 之前很合身的衣服，现在患侧手臂很难穿进去了。

> ❱ 脱戴手表、戒指、手镯比以前困难了。

> ❱ 任何形式的肿胀都可能是淋巴水肿的先兆。

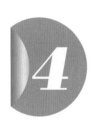

淋巴水肿的检查和临床评定

淋巴水肿的定量测量

臂围测量法

臂围测量法即用卷尺测量上臂不同点的周长，通过周长的变化或者根据特定公式将周长换算成体积，从而了解淋巴水肿的发展状况。通常将尺骨茎突中点记为0点，从0点开始每隔10厘米记为一点，一直到40厘米处，测量每一点的臂围，然后运用特定公式来计算上臂的体积。

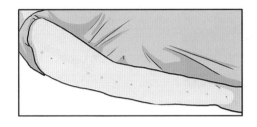 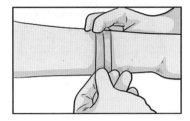

臂围测量

排水测量法

排水测量法测量肢体体积被认为是测定淋巴水肿肿胀程度的金标准，通过这种方法测量的体积是最准确的。排水测量法有两种方式：一种是在特定大小的钢桶内放一定量的水，然后将肢体放入桶内一定长度，接着根据水面的高度变化推算出肢体的体积。另一种是在容器中放满水，将肢体放入容器后直接测量溢出的水的容积，或采用称重的方法测量容器减少的重量并换算成排出水的体积。为保证测量的准确性，应采取措施确保每次测量时

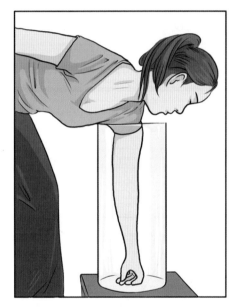

排水测量法

肢体浸入的长度一致，同时采取重复测量取平均值。

生物体液电阻抗分析（BIS）

BIS 是利用生物组织的电学特性来提取人体生理信息的无创监测技术，它是利用置于体表的电极向人体输入微弱的检测电流，然后测量相应部位的电压变化，从而得到相关组织或器官的电阻抗变化情况以获取生理及病理信息。早期淋巴水肿的特点是细胞外液增加而细胞内液不增加，而 BIS 可以准确区分细胞内液和外液的变化，是准确检测此变化的唯一工具，故可用于临床症状出现之前的早期淋巴水肿检测。

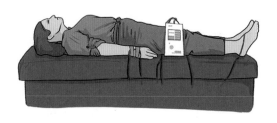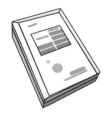

BIS 利用生物组织的电学特性分析细胞外液的变化

淋巴水肿的自我检查小窍门

下面介绍几个特别容易掌握的小窍门，可以在肿胀的早期辨别出淋巴水肿。

肌肉观察法

淋巴水肿的肢体在皮下组织面会积累一些淋巴液。我们都知道气球在没吹之前表面通常是皱皱的，吹起来之后表面就会变得光滑。组织中充满液体的手臂也有类似的变化。就像左图所演示的，将手臂屈曲放在桌面上，观察镜中手臂的形态。需要注意的是，仔细观察镜中屈曲的双手臂显现的肌肉轮廓。正常的手臂，像左图中患者的左手可以看出肌肉的轮廓，而图中患者的右手就像是气球被吹起来了一样，肌肉的痕迹不见了，因此我们推测图中患者的右手臂是存在淋巴水肿的。

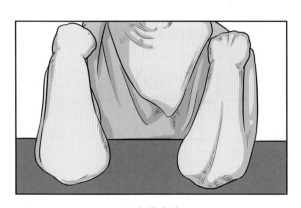

肌肉观察法

握拳看关节法

双手握拳，手背朝上，这里我们观察的重点是双手的掌指关节，肿胀手与非肿胀手该处有明显的不同。正常手握拳头通常是可以清晰地看到骨

性突起的，如右图中的左手可看
到四个掌指关节的骨性突起，而
对比右图中的右手，我们发现图
中右手的骨性突起就不明显了，
这种情况一般就是发生了淋巴水
肿。

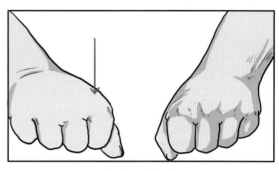

握拳看关节法

Stemmer 征

Stemmer 征是目前临床上
应用最广泛的淋巴水肿特异性体征，我们也非常推荐患者学习这种检查方
法。检查的时候，建议请另外一个人来协助检查，可以是患者的爱人、孩

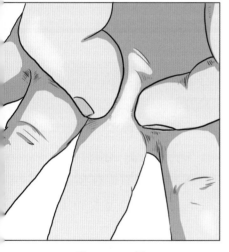

Stemmer 征

子或者朋友。检查的时候，患者伸出双手，
弯曲放松胳膊，端坐在椅子上，手放在大
腿上，五指分开，保持手掌放松。检查的
人与患者面对面，两手指同时捏起患者同
名手指指根处的皮肤，不要用太大的力气，
可以提起该处皮肤就行。如果两侧都可以
轻松地捏起皮肤，则 Stemmer 征为阴性，
如果难以捏起皮肤，则为阳性。Stenmer
征阳性代表患者的手指一定存在水肿，
Stenmer 征阴性则表明患者的手指没有水
肿，但不能排除手背及手臂不存在水肿。
这个检查的特异性较好，在绝大多数情况

下，如果 Stemmer 征为阳性，则淋巴水肿一定存在。但其也有缺陷，在
临床上医生也会根据其他检查综合判定。

Pitting 征

Pitting 征是另外一种常用的淋巴水肿筛查方法，检查时医生用手指
指腹持续用力按压肿胀的部位十秒钟左右，然后松开手指，在按压处就会
留下一个暂时性的凹陷。一般来说处于淋巴水肿 I 级后期或 II 级早期的患
者会表现出 Pitting 征。正常的组织按下去很快就会弹起来，而淋巴水肿
的组织按下去，要等好几秒甚至数十秒才会恢复原样。这是因为体表组织

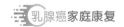

间隙中有液体的话，按压下去就会把液体挤压到周围的组织中，松开后液体的回归需要时间，因此就会留下一个暂时性的凹陷。

5 淋巴水肿的治疗

乳腺癌术后上肢淋巴水肿的治疗有四部分：徒手淋巴回流、压力疗法、运动疗法、皮肤护理。

徒手淋巴回流

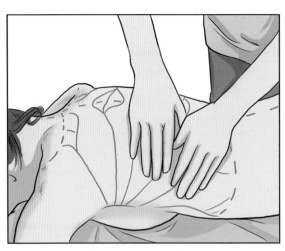

徒手淋巴回流示意图

徒手淋巴回流是基于淋巴系统的结构特点，沿着特定的方向在皮肤上移动的一种轻柔的按摩手法。

乳腺癌术后淋巴水肿患者在接受徒手淋巴回流手法治疗时一定要注意选择正规的机构和经过正规淋巴手法培训的治疗师，因为徒手淋巴回流手法和传统的按摩或者骨骼肌筋膜类的手法差别还是很大的，如果对淋巴水肿患者的肿胀部位施加深层组织按摩手法反而可能加重水肿。

徒手淋巴回流手法的基本原则

徒手淋巴回流手法的基本原则就是为积聚的淋巴液开辟新的回流路径。对于乳腺癌术后患者而言，通常是一侧的腋窝淋巴结遭到了破坏，例如左侧乳腺癌变，那么左侧的腋窝淋巴结清扫后左侧肢体就有可能发生淋巴水肿。

哪些患者不适合徒手淋巴回流手法

▶ 淋巴水肿的部位出现感染通常不可以进行手法治疗。

▶ 充血性心力衰竭。如果患者有心脏病，尤其是充血性心力衰竭，通常是不可以进行徒手淋巴回流的。

▶ 有血栓栓子脱落的风险。淋巴回流手法有可能造成栓子脱落而导致脑梗、心梗、肺栓塞等危险。

▶ 近期刚刚进行放疗。如果刚刚接受放疗，皮肤会变得很脆弱，这时候进行手法治疗有可能损伤皮肤，一旦皮肤破损就会加大感染的风险，因此应该等到皮肤状态完好时再进行手法治疗。

自我淋巴回流手法

自我淋巴回流手法的基本方法和注意事项

▶ 做手法的时候要充分暴露皮肤，同时保持皮肤干净，不需要涂抹精油、润肤霜等护肤品，因为它们可能使得手和肌肤接触时摩擦力太小，手直接从皮肤上滑过去而起不到治疗效果。

▶ 做手法时用整个手掌和手指的掌面与皮肤充分均匀接触，保证接触面积最大，接触范围均匀。一般而言，手掌和皮肤接触的面积越大，那么激活的淋巴管的数目就越多。不要用指尖用力按，力气太大反而会堵住淋巴管。

施加在皮肤上的手法力度应该非常轻柔，只要可以牵扯到皮肤就够了，因为淋巴管所在的位置非常浅，只在皮肤表层下一点点的地方。

所有的手法都要有节奏，先是施力牵拉皮肤→然后释放压力→再施力牵拉皮肤，如此循环反复，节律性非常强。

手法永远是舒服的，如果手法力度过大或者施力方式不对，导致患者觉得疼痛就要立刻停下来。

手法是有方向性的，颈部→躯干→先手臂上段再下段→手臂内侧引流到外侧→再一起压送上去。

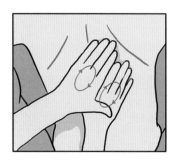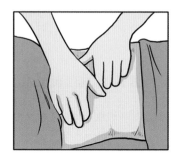

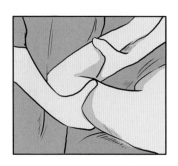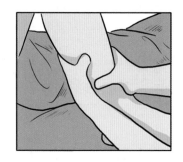

徒手淋巴回流手法

压力疗法

压力疗法主要使用压力绷带和压力衣。

压力绷带

当乳腺癌术后上肢淋巴水肿患者患肢出现持续的肿胀，肢体的软组织由于长期牵拉就会逐渐失去弹性，就算将肿胀的液体全部排除干净肢体也不会自动回弹到原来的形状了，这时就需要用压力绷带来维持肢体原来的形状。

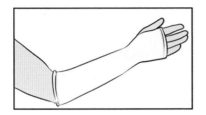
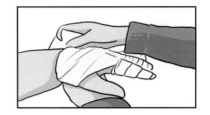

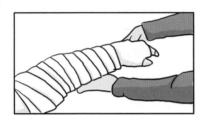

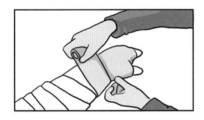
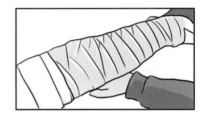

压力绷带法

　　压力绷带的包扎通常是由淋巴水肿治疗师主导的，在患者最初接受淋巴水肿治疗时期，也就是所谓的强化治疗期，患者往往需要在头一天的徒手淋巴回流手法完成后立刻进行绷带包扎，然后一直佩戴绷带直到第二天的淋巴回流手法之前才脱下来。在此期间患者往往不能直接淋浴，可能需要忍耐一段时间。但对于没有条件每天进行治疗的患者而言，淋巴水肿治疗师也会选择性地教会患者或者其家属来进行绷带包扎。

　　什么时候开始用压力绷带，采用怎样的包扎方法，这都是由淋巴水肿治疗师决定的。有的治疗师觉得患者应该在强化治疗开始就每天持续佩戴压力绷带，有的治疗师认为患者应该在运动的时候佩戴压力绷带，有的认为患者白天佩戴夜晚就不需要佩戴，有的认为夜晚睡觉佩戴白天就不需要佩戴。上述的治疗方案不存在所谓的对错，只有合适不合适，不同的患者对同样的治疗反应是不一样的。

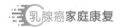
压力衣

在强化治疗期，我们选用压力绷带来加强消肿的效果并防止肿胀复发。但在为期 2~4 周的强化治疗期结束之后，我们就会选用压力衣来作为随后压力疗法的工具。

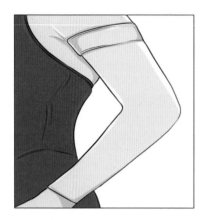

压力衣袖套

在选择压力衣的时候需要考虑很多因素，例如年龄、生活独立水平、肢体灵活性、生活方式等，甚至是当地的环境气候都应该被考虑在内。好的压力衣应该是患者可以独立地穿上并自行打理。目前在国外，压力衣大多可以在专门的公司订购到，但是国内往往由专门的人员量身定制、手工制作。

压力衣有很多种形式，需要根据水肿的情况来挑选。如下图所示，有的压力衣从远端一直延伸到肩顶部，有的只到腋下就停止；有的需要一条固定带绑在身上，有的只是套在手臂上；有的包含手指有的不包含手指；有的为了加强固定会在近端开口处和皮肤接触的地方加上一层硅胶。淋巴水肿治疗师会根据患者肿胀的分布情况认真挑选的。

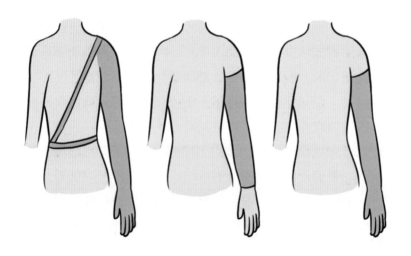

不同形态的压力衣

压力衣的价格也有很大差别，压力越大对制作的工艺要求就越高，价格越贵。但是国内目前能够制作压力衣的医疗单位很少，想达到高等级的专业定制程度还是很有难度的。

压力衣穿上后要特别注意检查末梢手指的血液循环情况，如果手指发暗紫色就要小心。可以按压指甲看血液回流情况，可以与健侧对比，一般来说一两秒就可以恢复。如果血液回流明显减慢，那就有可能是压力衣太紧了。此外，穿压力衣应该是比较舒适的，不应该有任何疼痛的感觉。如果感到疼痛不适，不要急着拆下来，先试着活动活动手臂，有可能是局部有体液积聚，活动后就有可能缓解。如果穿上压力衣，发现有局部条索状出现，这很有可能是压力衣尺寸有问题，局部不服帖。压力衣是量身定做的，应该能很好地贴合皮肤，如果出现上述情况，可能导致局部压力不均匀出现局部淋巴回流困难甚至是局部淋巴液积聚。如果出现这种情况，应立刻跟治疗师沟通。

运动疗法

适合淋巴水肿患者的运动疗法

伸展运动

此类运动可以活动患侧的皮肤、肌肉和一些其他组织，并且能够缓解和改善因为淋巴水肿而引起的紧绷感。在治疗师的指导下，科学的伸展运动可以提高患者的运动表现，帮助其降低受伤的风险。通过增加活动度，使身体在做相同的动作时所需要的能量减少，同时加大了关节和韧带的灵活性，如此也能降低受伤的概率。温和的瑜伽锻炼对提高患者的灵活性和

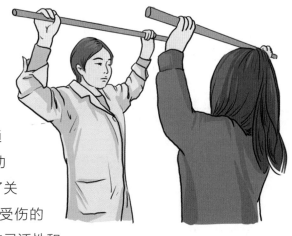

伸展运动

放松效果也非常显著。

深呼吸

研究表明静脉回流和胸部淋巴管的淋巴引流会受呼吸引起胸膜腔内压变化的影响。在腹式呼吸过程中横膈膜的运动对淋巴、静脉血充分回流起关键性作用。横膈膜的运动，加上腹腔、胸腔和后背的内外向运动共同提升了静脉血回流到心脏的能力。

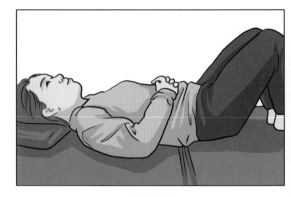

深呼吸

力量训练

力量训练能够提升肌肉力量，增加韧带、肌腱和骨头的承载能力，而且可以改善患者对力量的控制。抗阻训练通常要求患者对抗一定负荷的阻力，反复进行训练。进行抗阻训练时，要遵循循序渐进的原则，训练计划要与患者的水平相当。现阶段的研究表明，抗阻训练以及一些其他方面的力量训练能够帮助淋巴水肿患者改善症状，并且非常安全。

有氧运动

有氧运动通常是大肌肉群的重复运动，长期进行有氧训练可以降低静息心率，提高肌肉力量，加强力量控制，增加静脉和淋巴液的回流。有氧运动还可以减轻患者的体重并且加深患者的呼吸，这也将进一步地促进静脉和淋巴液的回流。

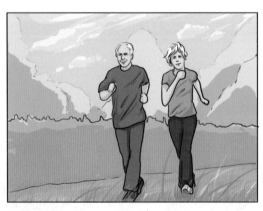

有氧运动

运动训练的注意事项

❯ 不建议采取快速的、高强度的活动，例如网球、跑步、足球等，这些运动会加重淋巴水肿。相对而言，走路、水中的有氧运动（建议水温28℃左右）、低强度力量训练、骑自行车等更安全也更有效。如果患者要在夏天游泳，尽量不要选择在湖中游，以免发生外伤。外伤会提高感染的概率，一旦被细菌感染，有可能加重淋巴水肿。

💧 举重或跑马拉松并不是淋巴水肿运动锻炼的最好方法，一个好的锻炼过程应该循序渐进地开展，从而避免肌肉的损伤。同时也应该在剧烈运动后进行放松。有研究显示，10~15 分钟的放松能帮助淋巴系统清除那些堆积在肢体空隙中多余的水分和代谢物。

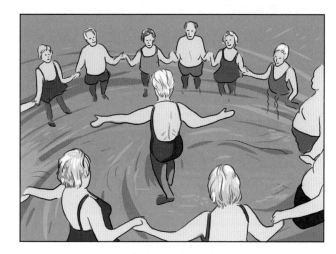

水中的有氧运动

💧 在锻炼中和锻炼后密切观察肢体，包括尺寸、形状、质地和稳定性的变化。一旦出现异常变化并持续几天，就应该向医生或治疗师咨询。

💧 在锻炼起始阶段有一位淋巴水肿治疗师从旁指导是很有帮助的，他可以根据患者在锻炼过程中的需要，个性化地考量病情、可能发生的并发症（心脏病、肺病、糖尿病等）以及正在服用可能引起副作用的药物，定制了个性化的锻炼计划，患者就可以开始享受运动带来的快乐了。

呼吸训练

呼吸训练对于淋巴水肿的患者有着非比寻常的作用，调整好胸腹部的压力，可以有力地推动淋巴回流。此外，呼吸训练可以改善组织的血氧含量、降低基础心率、降低血压、放松肌肉等。为此，我们针对淋巴水肿的患者设计了腹式呼吸训练体操，对控制淋巴水肿有一定帮助。

皮肤护理

皮肤护理是淋巴水肿治疗的重要环节。皮肤是人体最大的器官，是人体抵御外界环境的第一道屏障。对于淋巴水肿的肢体而言，一旦发生感染，就有可能在短时间内导致肿胀迅速加重，因此对于皮肤的护理必

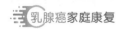

须高度重视。

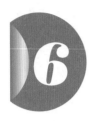

如何有效预防淋巴水肿

避免感染和损伤

感染会增加原本已损伤的淋巴系统的负担，使该区域的淋巴液增多，从而增加肢体部分肿胀的可能性。很多淋巴水肿的女性在陈述病情时都会描述水肿就发生在某次感染后。

身体任何部位的破损均可能导致感染，患者及其家属平时应密切关注伤口变化。一旦出现皮疹，瘙痒，疼痛，皮温升高，颜色变红，皮肤条纹，突然肿胀，发硬，或高热，应立即就诊。

养成良好的生活习惯

一些专家建议如果患者容易感染，或者出行到医疗条件差的地方，需随身携带口服抗生素。另外，有多重感染或蜂窝织炎病史的患者即使不出远门也要随身携带抗生素。

避免在患侧肢体施加压力

压迫可引起胸壁、肩部及手臂的肿胀。如果淋巴系统已有损伤，压迫后更容易产生肿胀，因此对于淋巴水肿的高危人群，避免在患侧肢体施加压力。不要做任何会增加患侧上肢压力的事，如血压测量。

仅在健侧戴手表或饰品，避免在患侧肢体佩戴。

另一个产生压迫的罪魁祸首是包带，很多女性外出都会随身携带背包，而包带施加在肩上的压力可造成淋巴回流受阻，加重肿胀风险，因此需避免将包背在患侧肩上。

避免穿紧身衣

不穿袖口和袖子都很紧的衣服。

选择正确的文胸

◗ 建议不要穿带钢圈的文胸。如果很喜欢这样的文胸，那就一定要选择尺寸合适的，并且注意穿戴后有无压痕。

◗ 淋巴水肿文胸的肩带一般比较宽，带有衬垫并且可以调整，宽肩带可以减轻对锁骨区的压力。

◗ 确保所选择文胸没有拼接、卷起或折叠。

国外有专门为乳腺癌治疗后女性定制内衣的专卖店，但国内目前没有，不过有些运动内衣也可以作为选择。

避免剧烈活动

不要使肌肉产生疲劳，一定不要拎太重的东西，尤其是在手臂完全伸展的情况下。

由于一些简单的家务是不可避免的，因此在做家务时可参照以下办法来降低手臂的压力：用健侧手干家务或双手干活；分多次干家务。

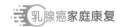

剃腋毛时需谨慎

推荐使用电动剃刀清理腋毛。非电动剃刀操作时容易引起刮伤，需要特别小心。

避免受热

❱ 避免长期晒太阳，避免使易发生淋巴水肿的身体区域受热，例如避免太阳浴、晒伤及使用产热软膏。

❱ 远离热浴和桑拿。

❱ 炎热的天气容易引起肿胀。

❱ 高温天气时喝大量水也至关重要。一般推荐每天喝 8~10 杯水。有报道称水分摄入不足与肿胀增加有直接联系。

保持皮肤状态良好

保持皮肤干净，柔软，滋润。

沐浴后，立即使用保湿乳液，最好是没有香味，pH 值低，含有 α－羟基，维生素 E 或芦荟成分的乳液。

外出旅行，提前做好计划

❱ 避免高温出游。

❱ 穿着宽松舒适、领口可以打开的衣服。

❱ 携带药品。

❱ 久坐需活动。

◗ 旅行时忌喝酒和喝咖啡，并多喝白开水。

◗ 到达目的地后，避免伸直手臂提行李。建议尽可能携带小而轻的手提箱，并且要带轮子的。

◗ 如果在飞机上已经穿上了压力衣，请在飞机着陆后几小时内不要脱掉。

选择健康的生活方式

选择一种适合患者每日锻炼的方法，例如散步。休息和放松也很重要，花时间放松，和家人朋友待在一起或者沉思片刻都是一种放松。拥有高质量的睡眠，这样才能拥有一个神清气爽的早晨。限量饮酒，酒精会产生热量，但却没有营养价值，多吃水果、蔬菜和新鲜的坚果、低脂芝士等。一般在两餐之间吃点心，因为这将有助于防止午餐或晚餐时吃的过饱。

保持理想体重

肥胖是淋巴水肿的危险因素。在淋巴系统受损的基础上，多余脂肪会使淋巴液更难通过组织进入淋巴管。在众多淋巴水肿危险因素的研究中，体重指数和放疗是两个最主要的影响因素。

规律地锻炼

有氧运动一般每周锻炼 3~5 次，每次间隔不宜超过 3 天，每周不少于 3 次。如果身体条件允许，坚持每天锻炼 1 次当然更好。

◗ 步行：要求全身放松、走路抬头、眼看前方、挺胸收腹，两臂自然摆动、步伐稳健。

◗ 游泳：每次游泳前记得先热身 10 分钟，做反复游泳练习的时候，每次或者是每组练习按严格规定的间歇时间休息。一个练习组的时间保持在 20 分钟以上，让机体处在以有氧代谢为主供能的状态。每周 3~4 次，每次 30~60 分钟。

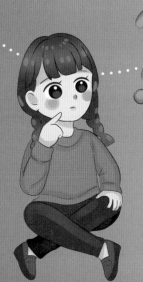

Part 7

痛不欲生，术后出现疼痛如何处理

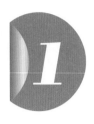

无休止的疼痛来自何方

疼痛的定义

　　国际疼痛研究协会定义疼痛为：是一种令人不快的感觉和情绪上的感受，伴随着现存的或潜在的软组织损伤。疼痛经常是主观的，疼痛常伴有一系列的生理、心理反应。由于个体差异，疼痛的感受及意义也不同。尤其手术切口所致的疼痛对手术患者的影响更大，常导致心率增快、血压升高、呼吸急促等生理变化。剧烈疼痛可使血压降低、心脏活动减弱；疼痛导致患者睡眠差，不利于切口的愈合，患者常伴有焦虑、烦躁、恐惧等情绪反应。

疼痛分类

按时间分类

　▶ 急性疼痛：持续时间少于 1 个月，常与手术创伤、组织损伤或疾病状态有关。

　▶ 慢性疼痛：持续 3 个月以上，可在原发疾病或组织损伤愈合后持续存在。

按生理机制分类

　▶ 躯体性疼痛：由骨、关节、肌肉、皮肤或结缔组织产生，疼痛能准确定位，通常为刀割样、搏动性和压迫样疼痛，为伤害感受性疼痛。

◗ 内脏性疼痛：由内脏结构的损伤并最终激活感受器引起，属于伤害感受性疼痛，疼痛范围较广，表现为钝痛和痉挛痛。

◗ 神经性疼痛：由外周或中枢神经受损所致，表现为电击样、烧灼样疼痛。可伴有某个部位的感觉或运动功能丧失。

乳腺癌术后疼痛的原因

软组织疼痛

◗ 炎性疼痛

炎性疼痛分为感染性疼痛和非感染性疼痛。感染性疼痛是由于各种原因导致手术切口或周围软组织发生细菌感染，由于渗出物的压迫和炎性介质的作用引起疼痛。此外还有局部软组织发红、发热及肿胀。

非感染性疼痛是受损组织释放的炎性致痛物质，如缓激肽、组织胺、白三烯等引起炎症反应产生疼痛。

◗ 非炎性疼痛

伤口瘢痕痒、疼痛是外科手术、创伤后患者的普遍症状。因为在伤口愈合 2~3 周后，结缔组织增生，新生的神经末梢杂乱无章，对外界刺激相当敏感，容易出现瘙痒或疼痛，尤其以瘙痒较为明显。

乳腺癌手术后淋巴水肿的发生率为 16.6%。淋巴水肿形成后，由于深筋膜间隙内压力升高，常压迫肌肉引起局部酸痛。

神经性疼痛

因乳腺癌外科手术会有皮肤至肌肉、筋膜的离断可直接或间接地造成局部神经的损伤，可产生疼痛。大部分术后慢性疼痛的机制为神经病理性疼痛。

乳腺癌术后相关治疗引起的疼痛

◗ 化学治疗

由化疗药物副作用所致的疼痛复杂而多样。神经毒性药物（长春碱类）及紫杉类药物以周围神经痛为多见，常伴肢端麻木，有时表现为腹痛和手足烧灼样疼痛，停药后多可以消失。化疗药物常可以引起静脉炎，外渗时可引起无菌性炎症，如阿霉素、丝裂霉素等。有些药物本身是化学发泡剂，当溢出血管外时可引起剧烈烧灼样疼痛，常使患者彻夜难眠。某些药物（如异环磷酰胺）在体内代谢后，经输尿管排至膀胱，刺激膀胱及尿道而发生疼痛。同时化疗药物还会引起白细胞、血小板减少，引起感染、脏器出血从而间接引起相关部位疼痛。

❱ 放射治疗

放疗后局部损伤，如放射性皮炎甚至放射性皮肤溃疡，可产生不同程度的疼痛；放疗引起局部纤维组织增生压迫而产生疼痛，引起淋巴管阻塞引起水肿也易产生疼痛。乳腺癌发生骨转移时，肿瘤经过高剂量放射治疗后，可降低骨密度，甚至出现骨折而引起疼痛。放射治疗也可使神经损伤产生疼痛。

❱ 其他

如发生骨转移，长期使用双磷酸盐治疗有下颌骨坏死的可能，从而引起疼痛等。

肿瘤复发、转移引起的疼痛

手术后如出现骨、肺、肝脏、脑部转移可分别引起骨骼疼痛、胸部疼痛、肝区疼痛及头痛等症状。

心理因素

研究表明，神经质倾向越明显、焦虑水平越高、对手术越担心、术前心理准备越不充分、对术后疼痛越惧怕、对康复的信心越不足、对疼痛的注意力越集中，则术后疼痛越重。

其他因素

如癌症患者既往已有的疾病产生的疼痛，如痛风、骨关节炎及静脉炎、糖尿病末梢神经痛等。此外恶性肿瘤患者免疫功能低下，易伴发带状疱疹等而产生疼痛。营养不良、过度消耗所致的一系列变化，如压疮、便秘、肌肉痉挛等均可引起疼痛。

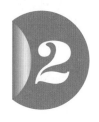

疼痛程度的评估

准确的疼痛评估是临床上治疗疼痛的第一步，其结果对于患者治疗方案的选择及治疗效果至关重要。

影响疼痛评估的因素

患者的年龄、文化程度、性格、家庭社会关系等

▶ 年龄：一般来说患者年龄越大，越容易耐受疼痛，也就是说老年患者比年轻患者主诉疼痛的机会少，程度低。

▶ 文化程度：不同文化程度的人对疼痛刺激的耐受性有明显的个体差异；文化程度高者，对疼痛描述较为准确详细，故对疼痛较敏感；而文化程度较低的人，对疼痛表达模糊，耐受疼痛的能力较强。

▶ 性格：性格外向，善于交际者，主诉较多，对疼痛反应更为强烈；性格内向者，则因不善于表达或不愿主动向医生报告而常常被忽视，得不到必要的镇痛处理。心理负担重、焦虑者，机体的痛阈越低，则对疼痛反应更强。

▶ 家庭社会关系：家庭关系和睦，人际关系和谐者，来自家庭及社会的支持就多，对疼痛耐受也就较好。

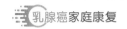

如何做到准确评估疼痛

加强疼痛方面的宣传教育

要让患者知道，疼痛是一种伤害，慢性疼痛是一类疾病，长期忍受疼痛会给机体带来诸多伤害，如心肺负担增加，身体活动受限，心理问题等。因此，如果患者感觉全身都有疼痛，最好及时找疼痛专家进行早期诊断和早期治疗。

医患相互信任、充分合作

建立良好的医患关系，首先要相信患者的主诉才能正确评估疼痛，应有患者的参与。其次，要取得患者的信任，帮助患者树立战胜疼痛的信心。

对疼痛评估要个体化、动态、综合评估

目前对于疼痛评估的方法有很多种。常用的评估方法有：自我评估法、行为评估法、生理变化测量法。在临床上应当根据个体差异性采取合适的方法；对疼痛的评估要贯穿整个治疗的始终，并进行适当的调整；不仅要关注疼痛给患者带来的身体上的不适，也要关注疼痛对患者心理的影响。

临床上常用的评估方法

视觉模拟划线法（VAS）

VAS 也称直观类比标度法，临床上较为常用。目前临床上通常采用中华医学会疼痛学分会监制的 VAS 卡，该量表采用 100 毫米长度的标尺，分为 10 个等级，数字越大，表示疼痛强度越大。0 表示无痛，10 厘米表示最严重疼痛。该方法简单易行，相对客观而且敏感，有利于较为准确地掌握疼痛程度和评估镇痛效果，也可以综合患者客观资料做出评价，给予镇痛措施。但由于刻度较为抽象，标记线时需要感觉、运动及知觉能力，较年幼者及老年人的不成功应答率较高。因此，不适用于文化程度较低或认知损害者。

评估标准：轻度疼痛0~3厘米，中度疼痛4~6厘米，重度疼痛7~10厘米。

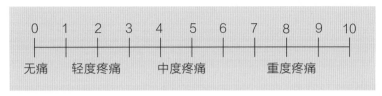

视觉模拟划线法

口头叙述法

让患者根据自身感受说出疼痛感觉，这种方法比较简单，但不够精确，仅适用于 7 岁以上的患者，且受患者文化水平影响较大。具体方法将疼痛划分为 4 级：无痛、轻度疼痛、中度疼痛、重度疼痛。

Wong-Banker 面部表情法

该方法用 6 种面部表情从微笑至哭泣来表达疼痛程度，此法适用于任何年龄，没有特定的文化背景或性别要求，易于掌握，不需要任何附加设备。主要由医护人员根据患者疼痛时的面部表情状态，对照《面部表情疼痛评分量表》进行疼痛评估，适用于表达困难的患者，如急性疼痛者、儿童、老年人，以及存在语言或文化差异或其他交流障碍的患者。

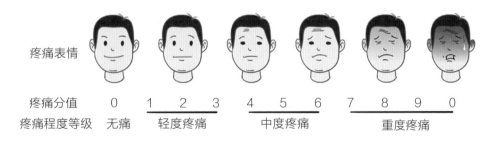

面部表情

疼痛情况调查表（MPQ）

MPQ 是众所周知的全面评估疼痛的多维度测量工具，既评估疼痛的情感及感觉方面，又全面评估疼痛的部位、强度、时间特性等。除了疼痛描述语外，还包括评估疼痛空间分布的身体线图以及现存疼痛强度的测量。由于它从不同角度进行疼痛评估，所以在疼痛的鉴别诊断中也起着一定的作用，已成为广泛使用的临床工具和研究工具。MPQ 的优点是能测定疼痛的多种因素，而局限性是文字比较抽象，理解相对复杂，要求患者具备一定的文化水平。

乳腺癌术后疼痛治疗的方法

乳腺癌术后疼痛治疗的方法有药物治疗、神经阻滞治疗、放疗、化疗、手术、中医针灸、康复治疗等，以达到缓解或治愈疾病的目的。既要达到最佳的治疗效果，同时又要限制副作用。

药物治疗

随着各种镇痛药物、镇痛技术的发展，药物镇痛目前仍然是镇痛的主要方法。镇痛药物通过解除或者减轻疼痛从而改变机体对疼痛的反应，选择性抑制痛觉的产生和传导，从而达到镇痛目的。

药物镇痛的基本原则

▶ 首选口服给药：口服给药具有无创、方便、安全、经济的优点。除非急性疼痛，需要尽快采用其他起效更快的给药途径或患者出现口服不能耐受的副作用时，才考虑其他给药途径。

▶ 按阶梯用药：该方法由世界卫生组织提出，指应当根据患者疼痛程度，有针对性地选用不同强度的镇痛药物。①轻度疼痛：可选用非甾体抗炎药物。②中度疼痛：可选用弱阿片类药物，并可合用非甾体抗炎药物。③重度疼痛：可选用强阿片类药，并可合用非甾体抗炎药物。

▶ 按时用药：按时用药指按规定时间间隔规律性给予止痛药，无论给药时患者是否疼痛发作。而不是按需给药，这样可保证疼痛连续缓解。

◗ 个体化给药：指按照患者病情和癌痛缓解情况，制订个体化的用药方案。在选用阿片类药物时，应从小剂量开始，逐步增加剂量至疼痛缓解并无明显副作用时停止。

◗ 注意具体细节：对使用止痛药的患者要加强监护，密切观察其疼痛缓解程度和机体反应情况，注意药物联合应用的相互作用，并及时采取必要措施，尽可能减少药物的副作用，以期提高患者的生活质量。

神经阻滞治疗

神经阻滞指的是根据人体的神经系统解剖结构，将药物注射到神经末梢、神经丛、神经干、神经节等部位，达到阻滞神经传导的作用。神经阻滞对急、慢性疼痛有较好的疗效。有胸椎旁神经阻滞、胸壁神经阻滞和前锯肌平面阻滞，必须由专科医师操作。

放疗、化疗、手术等

◗ 放疗：主要目的是消除或缓解症状，改善生存质量，延长生存时间。它对于乳腺癌骨转移局部止痛非常有效，对于颅脑转移患者也具有重要的作用。

◗ 化疗：乳腺癌全身化疗在治疗原发病灶的同时也能有效控制肿瘤的转移扩散、缓解疼痛，不仅可以止痛，而且可以杀灭癌细胞，控制生长，提高生存质量，延长生存期。

◗ 手术：主要适用于乳腺癌术后肿瘤复发；远处转移有手术指征；骨转移导致疼痛、病理性骨折、瘫痪等。

中医针灸

针灸疗法具有疏经通络、调节气血、扶正祛邪、消炎止痛的作用，同

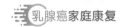

时操作简单，快捷有效，副作用较少。由专科针灸医师、针灸治疗师操作。

康复治疗

　　乳腺癌手术不仅切除了患侧乳腺还切除了胸大肌、胸小肌、腋窝淋巴结及结缔组织。由于手术创伤较大，切除范围广泛，破坏了正常的血液和淋巴循环。引起患侧上肢水肿，甚至遗留上肢功能障碍，给患者带来很大痛苦。故康复治疗在乳腺癌术后患者中可以发挥重要作用，康复治疗可以促进乳腺癌术后患者的功能早日恢复、缓解淋巴结水肿、增强自信、减轻疼痛。

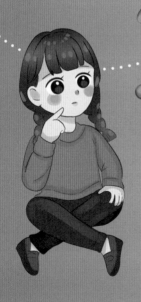

Part 8

手术后伤口长了瘢痕怎么办

乳腺癌术后的患者在创伤修复和愈合的过程中都会产生各种不同程度的瘢痕组织及其相关的并发症，给患者带来巨大的身体痛苦和精神痛苦。

1 瘢痕的临床表现及康复评估

瘢痕的类型

表浅性瘢痕

目前瘢痕在临床上尚无统一的分类方法。根据瘢痕组织学和形态学的区别，其分类包括表浅性瘢痕、增生性瘢痕、萎缩性瘢痕、瘢痕疙瘩等。

表浅性瘢痕

表浅性瘢痕表面粗糙，有时有色素改变，局部平坦、柔软，有时与周边正常皮肤界限不清。一般无功能障碍，不需特殊处理。

增生性瘢痕

乳腺癌术后可形成增生性瘢痕，增生性瘢痕是创伤后组织修复过度的结果，胶原的合成明显超过降解，导致胶原大量不规则堆积，形成增生性瘢痕。临床表现为瘢痕明显高于周围正常皮肤，局部增厚变硬。在早期因有毛细血管增生充血，瘢痕表面呈红色、潮红或紫色。此时，痒和痛为主要症状。环境温度增高，情绪激动，或吃辛辣刺激食物时症状加重。增生性瘢

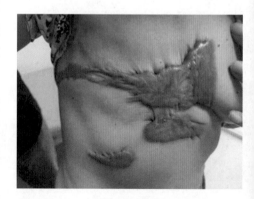

增生性瘢痕

痕往往延续数月或几年以后，才渐渐发生退行性变。充血减少，表面颜色变浅，瘢痕逐渐变软、平坦，痒痛减轻以致消失，增生期的长短因人和病变部位不同而不同。发生于非功能部位的增生性瘢痕一般不会引起严重的功能障碍，而关节部位大片的增生性瘢痕，由于其厚硬的夹板作用，妨碍了关节活动，可导致功能障碍。

萎缩性瘢痕

一般损伤较重，累及皮肤全层及皮下脂肪组织。临床表现为瘢痕坚硬、平坦或略高于皮肤表面，与深部组织如肌肉、肌腱、神经等紧密粘连。瘢痕局部血液循环极差，呈淡红色或白色，表皮极薄，不能耐受外力摩擦和负重，容易破溃而形成经久不愈的慢性溃疡。萎缩性瘢痕具有很强的收缩性，可牵拉邻近的组织、器官，造成严重的功能障碍。

瘢痕疙瘩

瘢痕疙瘩是以具有持续性强大增生力为特点的瘢痕，其发生可能与全身因素有关，有时还表现出遗传的特点。瘢痕疙瘩的临床表现差异较大，一般表现为高出周围正常皮肤的，超出原损伤部位的持续性生长的肿块，扪之较硬，弹性差，局部痒或痛，早期表面呈粉红色或紫红色，晚期多呈苍白色，有时有过度色素沉着，与周围正常皮肤有较明显的界限。

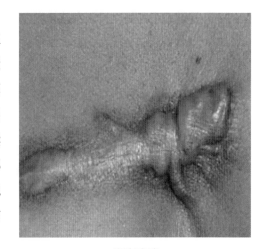

瘢痕疙瘩

增生性瘢痕、萎缩性瘢痕和瘢痕疙瘩均属于病理性瘢痕。瘢痕处常出现异常的感觉，如"痛、麻、痒、木"，若瘢痕累及关节，可妨碍关节的活动度，大范围的瘢痕增生，可能影响胸廓的扩张功能，进一步导致呼吸功能减退。

康复评定

临床医师通过对瘢痕的客观评估，可以选择合适的治疗方案，并且对

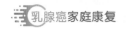

治疗前后的效果进行对比，同时可以让患者了解自己的病情，评估是进行有效治疗的基础。

瘢痕的临床评估

温哥华瘢痕量表（VSS）

该量表是目前国际上较为通用的瘢痕评定方法。VSS 不需要借助特殊的设备，仅依靠测试者的肉眼观察和徒手触诊从色泽、厚度、血管分布和柔软度 4 个方面对增生性瘢痕进行测定。该量表总分为 15 分，评分越高表示瘢痕越严重。

患者和观察者瘢痕评估量表（POSAS）

POSAS 包括观察者量表和患者量表以及各自量表的瘢痕特征内容。观察者量表的 6 项评分内容为：血管分布、色泽、厚度、表面粗糙程度、柔软度以及瘢痕位置。患者量表的 6 项评分内容为：疼痛程度、瘙痒程度、颜色、厚度、表面粗糙程度以及柔软度。量表分数均为 1~10 分。1 分表示瘢痕特征接近正常皮肤，评分越高表示瘢痕越严重。

Sawada 评分法

该量表从色泽、高度、硬度、痒、敏感或疼痛五个方面对瘢痕的严重程度进行打分评估，得分大于 10 分为重度，6~10 分为中度，1~5 分为轻度。

疼痛的评估

感觉刺激性症状有疼痛、瘙痒症状。其中疼痛是一种不愉快的感觉和对实际或潜在的组织损伤刺激所引起的情绪反应。痛觉评估常用的方法是目测类比评分法（VAS）和数字评分法（NRS）。

严重的瘢痕挛缩

严重的瘢痕挛缩可能引起肩关节功能障碍。长期严重瘢痕挛缩会导致不同程度的肢体肌肉萎缩、肌力下降，需要对肌力和关节活动度进行评估及干预。

大范围的瘢痕增生

大范围的瘢痕增生可能影响胸廓的扩张功能，从而降低呼吸功能。这需要对呼吸功能进行评估。通常对肺容积和肺通气功能进行评估。

日常生活活动能力、社会参与能力评估

严重的瘢痕挛缩会影响关节功能，导致如穿衣、做家务等日常生活活动能力及社会参与能力受限。需要对患者日常生活活动能力及社会参与能力进行评估，并采取干预措施。

心理评估

常用的评估量表有汉密尔顿抑郁量表（HAMD）、汉密尔顿焦虑量表（HAMA）、抑郁自评量表（SDS）及焦虑自评量表（SAS）。

瘢痕的防治

加压治疗

预防性加压治疗对于防止乳腺癌常规手术后瘢痕增生有很好的疗效。加压治疗主要适用于增生性瘢痕，伤口愈合早期应用压迫疗法有助于减轻增生性瘢痕的形成。主要包括海绵加压固定法，热塑料夹板法，弹力绷带和弹力衣套压迫法。

弹力绷带

弹力绷带适用于身体各部位。患侧肢体包扎自远端缠向近端。开始时

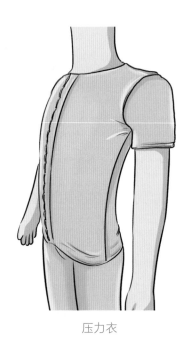

压力衣

压力不宜过大，待患者适应后再逐渐增加压力，在不影响远端血液循环的前提下，越紧越好。弹力绷带包扎时均从肢体远心端开始，均匀地做螺旋形包扎。患者在开始加压时均循序渐进逐渐增加压力，至 5~7 天后达到预期压力值。患者在进行弹力绷带加压时均在患肢表面预先包裹一单层柔软纯棉布垫，以减轻粗糙的弹力绷带对新生上皮的磨损，皮肤薄嫩处及骨突处应加软衬垫，以防皮肤破溃，皮肤凹陷处应给予必要的填充，以使压力均匀地到达各处，并力求在包扎过程中使绷带平整无皱褶，防止瘢痕破损出现新生创面。

压力衣要在确保创面清洁、干燥的情况下进行穿戴。一般需要两套，便于每天更换使用。在治疗期间定期复诊，需要医师检测压力衣的松紧度和治疗效果。压力衣应使用半年以上甚至更长时间，直至瘢痕颜色变浅、变软、变平整为止。压力治疗应在瘢痕成熟后解除，并继续观察 2~3 个月。

药物治疗

主要包括硅酮类制剂、类固醇皮质激素、抗代谢药、抗组胺药、抗肿瘤药、钙离子阻滞剂、透明质酸及其刺激因子、细菌胶原酶和中药等，药物防治的方法主要有局部注射、外敷、口服。类固醇皮质激素仍是目前药物治疗的首选。

康复治疗

物理治疗

按摩

按摩可促进瘢痕的软化，对改善疼痛、瘙痒、肌紧张均有一定的疗效。按摩的具体方法有按压法、轻揉法、捏法、提法、牵伸法等。在治疗中需根据瘢痕形成的不同时期和瘢痕增生的不同程度采用不同的按摩手法。要在专业医生指导下进行。手法以轻柔按压为主，随着表皮生长稳固，可以逐渐加大手法的力度和幅度。

物理治疗方法

有止痛痒、缩小并软化瘢痕的作用。

❱ 音频电疗法：对瘢痕有止痛、止痒、消炎消肿的作用，以及软化瘢痕和松解粘连的作用。

❱ 激光疗法：目前临床上应用较多的有脉冲激光、光动力疗法等，可使瘢痕缩小、变软。治疗瘢痕的方法还有放射治疗和冷冻治疗等。

❱ 直流电离子导入疗法：有改善皮肤营养、加速真皮再生的作用。

❱ 超声波疗法：中、小剂量的超声波可改善皮肤营养，加速真皮再生，同时也有镇痛的作用。超声波疗法结合冰疗，对瘢痕组织疼痛有缓解作用。

❱ 蜡疗：此法不适用于增生性瘢痕增殖期。蜡疗具有较强、较持久的温热作用，可减轻疼痛，加速组织的修复生长，松解粘连，软化瘢痕，促进炎症消散，消肿，以及润滑皮肤。

功能锻炼

功能锻炼可以防治瘢痕导致的挛缩以及胸廓畸形，对于恢复肢体正常的生理功能起积极作用。功能锻炼一般在术后半个月就可进行，可根据病情进行调整，在手术切口愈合较好的情况下，越早越好，但要保证伤口愈合安全。功能锻炼的主要作用是防止肩关节挛缩及继发的功能障碍。可通过主动运动和被动运动实现。

乳腺癌术后常见的瘢痕是腋下瘢痕。常用的主动功能训练方法如下。

◗ 上肢外展 90°，或上举过头，仰卧位时双手交叉于脑后、做肩关节外展、使腋部瘢痕受到牵伸。

◗ 患侧手放置于肩上方，健侧手放置于腰臀部，双手各握毛巾一端，做上下擦背动作，牵伸患侧瘢痕。

◗ 在头顶上方安装一个滑轮和绳索，绳索两端安装把手，双手交替做上下拉动的动作，用健侧手帮忙牵伸瘢痕。

◗ 也可借助医疗体操棒进行功能锻炼。

对于严重的瘢痕患者，可前往综合医院康复医学科接受被动主动功能训练。

作业治疗

主要是保持及锻炼精细动作及减轻瘢痕挛缩造成的日常生活活动能力障碍。如进行穿衣、梳头、进食及上肢精细活动训练等。

康复工程

佩戴支具对抗瘢痕收缩的牵拉力，避免瘢痕收缩导致的关节畸形和僵硬，保证关节的活动度。另外，动力支具的牵引力可以造成局部瘢痕的张力增大，形成类似于瘢痕压力治疗的作用，抑制成纤维细胞生长，进而抑制瘢痕增生。早期瘢痕形成后通过动力支具的持续牵引对抗瘢痕挛缩，改善功能。

心理治疗

患者需要了解瘢痕增生的病理生理过程、治疗方法、预防措施以及预期目标等，对治疗效果有合理的预期，帮助患者树立信心，克服疼痛、瘙痒等不适，尽量做到生活自理，在康复过程中保持乐观心态。心理问题严重时，可选择应用控制焦虑、抑郁等症状的药物治疗。具体咨询精神科医师，要重视心理康复。

护理

术前护理主要是做好健康教育，向患者详细介绍手术的方法步骤，解除患者紧张、焦虑的心理。术后要保持患处的清洁，避免局部的感染。早期将肢体摆放在抗挛缩的体位（良姿位摆放）。对佩戴支具的肢体，也应每天取下支具，观察有无压疮，并对肢体进行清洁护理等。

手术治疗及其他治疗

传统治疗腋部瘢痕挛缩的手段主要是功能锻炼，合理的功能锻炼能治愈大部分患者。但对于较严重的腋部、胸前瘢痕挛缩，瘢痕相对稳定（6~8个月）后开始进行必要的整形手术，由整形科医师施行。

乳腺癌术后瘢痕的治疗需要根据患者的具体病情及患者本人意愿，制订个体化、综合全面的康复治疗方案。提倡早评估，早干预。

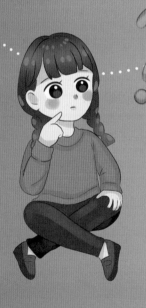

Part 9

乳腺癌术后出现疲乏正常吗

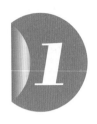

乳腺癌术后疲乏现象解读

乳腺癌是女性最常见的恶性肿瘤之一，癌因性疲乏是乳腺癌患者最常见、持续时间最长的伴随症状，约有 1/4 的乳腺癌患者存在疲乏现象，有的患者持续时间可长达 10 年以上。

疲乏指的是什么

2014 年在美国临床肿瘤学会（ASCO）指南修改版中指出：癌因性疲乏（CRF）是一种持续的、更严重的、更令人痛苦的、更容易令人情绪低落并且不可能通过休息来缓解的疲劳。它与癌症或癌症治疗有关，是一种躯体的、情感的和 / 或认知的疲乏或筋疲力尽的主观感受，患者感受与癌症或癌症治疗有关，而与近期的活动无关，甚至使病情加重或治疗中断。

为什么会出现疲乏

癌因性疲乏首先与所得疾病有关。肿瘤细胞破坏人体的正常结构，干扰人体的正常新陈代谢，夺取正常细胞营养物质，造成身体长期处于营养不良状态；第二，放疗、化疗以及手术治疗在去除肿瘤细胞的同时也损伤到正常细胞组织，治疗后的各种身体不适也直接导致了食欲下降，后续的营养不良带来疲乏和体能下降；而与患病相关的精神压力和经济压力，使患者长时间处于紧张和焦虑之中，心理问题导致躯体症状的出现，常描述自己有胸闷、心慌、头晕、无力等；一些辅助用药如止痛药、止吐药在缓解症状的同时也有镇静催眠的作用，易被误认为是疲劳乏力。

出现疲乏该怎么办

保持乐观情绪

积极认识疲乏的原因。当出现中重度疲乏时，可通过运动治疗、认知行为治疗、睡眠干预治疗、营养支持治疗、社会干预等方法进行干预，必要时行药物治疗。患者要保持乐观的情绪，敢于承认癌因性疲乏的存在。

注意补充营养、合理作息

在治疗期间应以多糖类和高蛋白质的食物为主，饮食规律，进食量适中。保证充足睡眠，根据个人习惯一般以 7~8 小时为宜。建议患者把睡眠时间和第二天的感觉记录下来，以便掌握个人的最佳休息时间。

运动干预

运动可以影响人体生理、心理、情感和精神状态，缓解紧张焦虑，帮助放松，促进新陈代谢，恢复体能，提高免疫力。

▶ 提倡以低、中等强度运动为主。制订个体化运动方案。最简单的方法是用目标心率来控制运动强度。公式为：目标心率 =170- 安静心率。也有更精准的方法，即通过运动心肺试验获得，这就需要专业人员在医院里完成。

▶ 建议做有氧运动。

▶ 运动的时间和频率，美国运动医学会（ACSM）建议每周进行至少 2 次，每次 20~60 分钟的有氧运动。也有学者建议，每天累计运动 30 分钟以上，其中达到目标心率的时间必须在 15 分钟以上。对于乳腺癌术后患者，还需要强调循序渐进的运动原则。

❶ 运动疼痛处理

①运动疼痛：与不良姿势及核心肌力下降有关，调整步行姿势，增加核心肌力。②小腿肌肉抽筋及疼痛：降低运动强度，延长运动间歇，增加小腿肌群牵伸练习。③运动足底疼痛：选择合适的运动鞋，用热水足浴等。

药物干预

干扰素、白介素 -2、肿瘤坏死因子、集落刺激因子、单克隆抗体等生物制剂，是癌因性疲乏患者常用的药物。其他药物包括帕罗西尼、哌醋甲酯、莫达非尼等。

自我管理

症状的自我管理

症状的自我管理包括化疗副作用相关症状的识别及初步处理，化疗副作用的自我护理，化疗期间自我保护的方法，饮食的管理，乳腺癌根治术后患肢淋巴水肿的预防以及处理等。

行为的自我管理

行为的自我管理包括乳腺癌根治术后患肢的功能锻炼，日常生活的合理安排，劳逸结合，运动处方的贯彻与执行，定时服药，定期进行疾病复查等。

情绪的自我管理

情绪的自我管理包括正确认识自我形象，充分了解自我需求以及在家庭角色中的重要地位，与家人进行良好的沟通，适当参与社会活动，调节和改善情绪等。

知识的自我管理

知识的自我管理包括了解乳腺癌的病因、化疗方案、化疗药物、治疗效果、用药知识、预后情况、饮食知识、自我身体功能、自我健康意识的树立等。

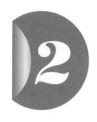

疲乏及心肺功能自我评估

疲乏的自我评估

疲乏是每个人都经历过的感觉，一般人通过休息或睡眠就可以缓解。乳腺癌患者的疲乏情况明显增加。58%～94%的乳腺癌患者在化疗期间都经历过疲乏，化疗可加重乳腺癌患者的疲乏程度，严重影响患者的生活质量。

患者可以借助各种量表和记录疲乏日记等方式进行自我评估，每天记录癌因性疲乏程度，同时对自身疲乏进行纵向对比，能及早发现问题并及早寻求干预。康复期的患者可以采用评估量表和记录疲乏日记等方式进行评估。

❱ Piper 疲乏自测量表属于多维度评估量表，在10 点疲乏数值评分量表基础上使用。

Piper 疲乏自测量表

心肺功能评估

心肺功能直接体现机体有氧代谢的能力和耐力。心肺耐力的大小，直接影响人的日常生活活动，影响学习、工作和生活质量。大量研究表明，科学的运动锻炼可以有效提高心肺功能，缓解癌因性疲乏。如何科学合理锻炼，是值得我们关注的问题。盲目的运动锻炼，容易带来新的伤害；而拒绝运动，既不利于身体恢复，还会有并发症。合理锻炼的前提是正确评估自己的心肺功能和肌肉、骨关节功能。

心肺功能评估分为静态和动态两种方式。静态的心肺功能评估方法，主要指标有心率（安静正常值为 60~100 次 / 分）、血压（安静正常值为 90~139/60~90mmHg）、呼吸频率（安静正常值为 12~18 次 / 分）、肺活量（男性为 3500~4000 毫升，女性为 2500~3500 毫升）以及第一秒用力呼气量（FEV1）、用力呼气峰值（PEF）等。动态的心肺功能评估方法，常用的有较简便的 6 分钟步行测试，也有更精准的心肺运动试验测试和心电运动试验，后两者对测试环境、设备要求较高，需要在医院里由医务人员完成。

在乳腺癌的治疗中，蒽环类药物、紫杉类药物和靶向治疗药物曲妥珠单抗可能引起心脏毒性，第三代芳香化酶抑制剂会增加冠状动脉粥样硬化性心脏病（冠心病）的风险。因此，早期心脏毒性的检测，对预防和治疗心脏损害至关重要。心脏毒性的评价方法有很多种，如心电图、超声心动图等。

❩ 心电图：心电图可显示各种心律失常。早期心电图异常常为一过性，故心电图在反映或预测慢性心脏毒性方面价值有限。

❩ 超声心动图：具有无创性、便于操作、重复性好等优点，结合常规心电图，可以达到优势互补的作用，在早期检测心脏毒性方面是极具发展潜力且有价值的检测手段。

综合国内外学者的研究结果可知，正常人在休息时左心室射血分数为 60%~70%，活动时会增高。对使用蒽环类药物的患者来说，当左心室射血分数低于 50% 或下降超过 15% 时，应对心脏功能进行严密监测，一旦出现心律失常、传导阻滞等慢性心脏毒性表现或左心室射血分数小于 45%，应立即进行治疗。

❩ 心功能分级：美国纽约心脏病学会（NYHA）根据患者自身感受到的心悸、呼吸困难、疲乏等主观症状的轻重对心功能进行分级。

Ⅰ级：患者患有心脏病，但活动量不受限制，平时一般活动不引起疲乏、心悸、呼吸困难或心绞痛。

Ⅱ级：心脏病患者的体力活动受到轻度限制，休息时无自觉症状，但平时一般活动下可出现疲乏、心悸、呼吸困难或心绞痛。

Ⅲ级：心脏病患者体力活动明显受限，小于平时一般活动即引起上述症状。

Ⅳ级：心脏病患者不能从事任何体力活动。休息状态下也出现心衰的症状，体力活动后加重。

❱ 6 分钟步行测试，评价受试者 6 分钟步行的最大距离。其运动强度与大多数人日常活动的强度差不多，所以 6 分钟步行测试可以反映完成日常体力活动的功能水平。

场地要求：只需要一条不低于 30 米长、平坦、硬实的直线路面就可以完成，室内、室外都可以。这个测试要求受试者在平直地面上尽可能快地行走 6 分钟，然后测量行走距离，中途可以暂停，但时间计入总时间内。

6 分钟步行测试的心肺功能分级

分级	6 分钟内步行距离
1	< 300 米
2	300~374.5 米
3	375~449.5 米
4	> 450 米

患者准备：穿棉质宽松的衣服、合脚的运动鞋，避免空腹或进食后测试。测试开始前 2 小时避免大活动量的运动。

6 分钟步行测试正常值为 400~700 米。在 6 分钟的有效时间内，步行距离越短，心肺耐力越差。6 分钟步行试验是目前运用最多的简易心肺评估方法。适用于乳腺癌术后且基础心肺疾病患者自我评估。

绝对禁忌证：近几个月发生不稳定型心绞痛或急性心肌梗死者。

相对禁忌证：①安静心率大于 120 次 / 分；收缩压大于 180mmHg 和 / 或舒张压大于 100mmHg；②未吸氧状态下，血氧饱和度小于 88%；③各种原因引起的下肢运动受限；④严重心律失常者；⑤稳定型心绞痛不是 6 分钟步行测试的绝对禁忌证，应备好硝酸酯类药物，在医生监护下进行测试。

6 分钟步行测试的心衰程度分级见下表。

6 分钟步行测试的心衰程度分级

6 分钟内步行距离	心衰程度
< 150 米	严重
150~425 米	中度
426~550 米	轻度

肺功能的评估

肺功能评估分为患者自我评估和医生评估。患者自我评估主要有吸烟指数（TIPS）和呼吸功能评定。医生评估主要有肺功能检查，包括肺通气功能和肺换气功能、运动试验、Brog 主观疲劳和呼吸困难评分等。

◗ 吸烟指数（TIPS）：吸烟指数 = 每天吸烟支数 × 吸烟年数。

例如，每天平均吸 20 支烟，已有 20 年的吸烟史，那么吸烟指数就是 400。

◗ 呼吸功能评定：根据做简单的动作或短距离行走后出现气短的程度初步评定呼吸功能。

呼吸功能评定分级

级别	表现
0	日常生活能力和正常人一样
1	劳动后更容易出现气短
2	登楼、上坡时出现气短
3	慢走 100 米以内即感觉气短
4	说话、穿衣等轻微动作便感到气短
5	安静时就有气短，不能平卧

◗ 肺通气功能分级见下表。

肺通气功能分级

肺通气功能级别	VC 或 MVV 实 / 预（%）	FEV1 / FVC（%）
基本正常	> 80	> 70
轻度减退	80 ~ 71	70 ~ 61
显著减退	70 ~ 51	60 ~ 41
严重减退	50 ~ 21	≤ 40
呼吸衰竭	≤ 20	

◗ Brog 主观疲劳和呼吸困难评分

Borg 主观疲劳和呼吸困难评分共有 0~10 级，10 级指剧烈运动下呼吸困难和疲劳程度，0 级是休息时呼吸的情况。要求患者在运动中选择最能描述自己呼吸努力程度和疲劳的等级，常配合测试同时进行（医生在场），具体标准见下表。

Brog 主观疲劳和呼吸困难评分

分值	症状
0	一点也没有呼吸困难或疲劳
0.5	非常非常轻微的呼吸困难或疲劳，难以察觉
1	非常轻微的呼吸困难或疲劳
2	轻度呼吸困难或疲劳
3	中度呼吸困难或疲劳
4	略严重的呼吸困难或疲劳
5	严重的呼吸困难或疲劳
6~8	非常严重的呼吸困难或疲劳
9	非常非常严重的呼吸困难或疲劳
10	极度呼吸困难或疲劳，达到极限

肺功能评估如再次评估结果低于前一次，则提示症状减轻和好转。肺通气功能评价需要通过肺量计进行，需要由医务人员完成。

心肺功能训练

心肺功能训练非常重要，有很多研究显示，已患乳腺癌的女性经常快走要比不爱走路的乳腺癌患者生存率提高 45%；乳腺癌女性每周以每小时 5~6 千米的速度快走 2.5 小时，死亡率降低 39%~48%。合适的运动方式和运动量不仅不会过分消耗体能，还有提高免疫力、减少下肢静脉栓塞的发生、促进胃肠蠕动、增进食欲、缓解或减少化疗后副作用如恶心、

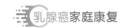
呕吐、疲乏、失眠等。另外，还有助于调节情绪，缓解躯体不适。

如何进行心肺训练呢？乳腺癌术后患者要根据心肺功能评估的结果选择合适的个体化训练方案。通常 4~8 周为一个阶段，之后根据再评估的结果调整运动方案，长期坚持。恢复和提高心肺功能的锻炼方法具体包括以下几种。

心脏康复训练

提高心肺功能的有效途径是中等强度、大肌肉群参与、维持一定时间的有氧运动，即耐力性运动。乳腺癌术后患者要根据自己的年龄、性别、锻炼经历、主观愿望及客观条件，因地制宜地选择合适的四肢肌肉及心肺耐力训练方法，如行走、慢跑、跳广场舞、骑自行车、游泳等耐力性运动。术后 3 个月如果没有明显并发症，也可以选择非竞技运动，以维持肌肉的质量与骨骼密度。

运动强度

耐力训练的靶心率为运动负荷测试中最高心率的 70%~80%，有慢性病和老年患者靶心率为最高心率的 50%~60%。对于没有心肺功能问题者也可以用 170- 年龄数为靶心率。四肢肌力训练可以用弹力带、小哑铃、绑腿沙袋进行，阻力为最大阻力的 30%~40%，重量为 2~4 千克。在确定运动强度之前，需要考虑以下因素：个人体能的水平、是否服用影响训练的药物、心血管意外和骨关节损伤的风险、个人的运动爱好等。

运动频率

耐力训练每周进行 3~5 次，或隔日一次。少于每周 3 次，常不能产生运动效应，不能改善心肺功能和运动效果不佳。四肢肌力训练每周应进行 2 次。

运动持续时间

运动持续时间的长短与运动强度成反比，强度大，持续时间可相应缩短；强度小，运动时间可相应延长。耐力训练要求运动强度达到靶心率后，至少持续 15~20 分钟以上。肌力锻炼要求每组动作做 10 次，每组动作重复 2~3 次，总时间 20 分钟左右。

运动疗法

▶ 住院期康复：尽早离床，选择低强度运动，逐渐增加活动量。初期训练活动包括：体位改变、患侧上肢活动；日常生活活动自理、床下坐位、室内步行、上下肢主被动活动或部分抗阻运动等。

运动监测：患者血压、心率、症状、自觉疲劳程度等综合监测，保证患者生命体征平稳，防止意外事件发生。

▶ 术后门诊康复：每次活动前教会患者做好充分的准备活动，结束时做好牵伸整理活动，预防直立性低血压、恶心、头晕、静脉淤血、运动后肌肉酸痛等不适症状。训练内容以低中强度活动为主，如医疗体操、各种娱乐性活动、医疗步行等。向患者教授自我锻炼的方法，同时嘱患者家属帮助监测血压、心率、疲乏程度等，确保安全。

▶ 家庭与社区康复：患者可接受终生康复训练，以增强体力活动能力和心血管功能，回归病前的生活状态和工作岗位。训练大致分为两类：①耐力训练即有氧训练，如步行、慢跑、骑车、游泳、太极拳、有氧舞蹈、非竞赛性球类等；②力量训练即抗阻训练，可以利用弹力带、沙袋、哑铃或器械设备帮助完成。以上活动需要在专业人员指导下，按照运动处方规范进行。

▶ 注意事项：

①患者在运动训练前后必须进行准备活动和整理活动，严格执行运动处方，避免运动损伤。

②力量训练时每个动作都要慢速完成，保持 3~5 秒再重复，每组动作结束后，休息 1~2 分钟再进行下一组练习。

③综合监测患者血压、心率、自觉症状、自觉用力程度等，保证患者安全。

④避免运动过量或运动强度过大，以微微出汗或稍有气促为宜，防止出现过度疲劳，诱发副作用。

肺康复锻炼

肺康复锻炼主要包括教育，教育内容包括戒烟至少 2 周，戒烟 4 周能降低围手术期并发症的发生率。制订呼吸锻炼计划，术后鼓励并协助患者尽早进行深呼吸，鼓励有效咳嗽，给予胸背部拍击、呼吸肌锻炼等胸部物理疗法，清除呼吸道分泌物，保持呼吸道通畅。

女性多以胸式呼吸为主，呼吸浅表。女性乳腺癌患者安静时可以无症状，随活动量的渐增容易出现气急、气喘等。腹式呼吸可以强化膈肌运动，通过增加肺容积来达到增加吸气量的作用，以满足身体新陈代谢所需要的氧气量。有研究证明，腹式呼吸可以使人在安静状态下的呼吸量增加60%。所以说，日常采用腹式呼吸对改善心肺功能非常有利。

有效的呼吸模式

腹式呼吸是人体最省力且呼吸效率最高的生理呼吸模式。通过膈肌上下移动，改善胸腔容积，促进肺通气，提升肺活量，增强心脏功能。腹式呼吸还能调整大脑皮质和自主神经的功能，有助于调节心率和血压，帮助身体放松、缓解焦虑紧张。另外还可以增加肠蠕动，促进排气排便。

◗ 腹式呼吸训练可以在不同体位下进行，每次练习到微热、出汗即可。随着练习的熟练程度可逐渐增加练习周期和时间，直至在日常生活中运用自如。建议患者在上下楼梯、快走、用力、身体不适时多用腹式呼吸。

有效咳嗽排痰的训练

患者处于放松舒适的姿势，坐位或身体前倾，颈部稍稍前屈。嘱患者平静呼吸，再使用腹式呼吸。治疗师示范咳嗽及腹肌收缩。患者双手置于腹部且在呼气时做3次哈气以感觉腹肌的收缩，嘱患者练习发"k"的声音，感觉声带绷紧、声门关闭及腹肌收缩。当患者将这些动作结合时，指导患者先做2~3个腹式呼吸，接着深吸一口气，吸气末屏气3秒左右，收腹提气，打开声门咳嗽，可以连续做2~3次用力咳嗽。如果腹肌力量差，可以用手掌压住腹部以增加腹压。

呼吸肌训练

呼吸肌训练包括呼吸肌锻炼、腹肌锻炼和医疗体操。

呼吸肌锻炼

呼吸肌是呼吸的动力。由于疾病影响如卧床时间长、活动减少等，导致呼吸肌功能减退。呼吸肌锻炼的目的就是增强肌力和肌耐力，提高呼吸效率，改善肺通气和肺换气。

可以通过增加相关呼吸肌柔韧性和胸廓顺应性进行呼吸肌锻炼。也可以选择合适的呼吸训练器进行练习。常用的呼吸训练器有激励式肺量计和抗阻训练器，这两种训练器最大的区别在于能否抗阻。增强肌力建议选择抗阻训练器，通过调整相对应的刻度盘选择合适阻力，数字越大阻力越大。激励式肺量计是鼓励患者充分吸气至一定刻度标准，重复多次，通常每组做 10 个，每次做 2 组，每天做 2~3 次，以增加进气量，提高肺活量，改善肺通气不足、促进肺膨胀。

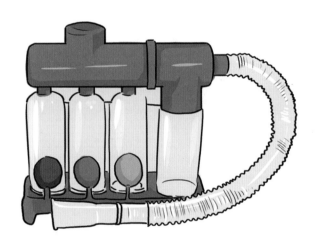

呼吸抗阻训练器

腹肌锻炼

患者取平卧位，屈膝屈髋，双足触床面，双手分别触及左右膝盖，双肩尽力抬离床面，持续 10 秒，每组 5~10 个，每次做 3 组，每天做 2~3 次。也可以做仰卧位双腿空中踏车等动作锻炼腹肌。

医疗体操

乳腺癌患者的医疗体操应考虑患侧上肢运动占整套体操的 30%，再配合下肢及健侧上肢运动，将日常生活活动穿插其中。由于医疗体操的运动量不大，通常适合体质偏弱者或用于有氧运动前的准备活动。

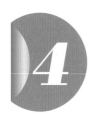

4 身体耐力运动疗法

乳腺癌术后患者，在恢复期建议参加一些增强身体耐力的运动，选择一项适合自己并能终身坚持的有氧运动，增强免疫力。

运动方式

根据个体运动习惯和爱好选择，可以几种方式交替进行，增加运动趣味性，使四肢肌肉都获得运动刺激。体能较弱时，可选择简单、熟悉、容易完成的活动如步行、体操、太极拳等，运动强度容易控制和调整，运动量相对较小。体能情况恢复较好时，可以选择稍有运动技巧的活动，如有氧舞蹈（广场舞）、慢跑、游泳等。还应选择一双合脚的、鞋底有弹性的、最好是系带的运动鞋，以保护脚、踝关节以免损伤。运动锻炼时不要采用竞技的方式，避免意外情况发生。

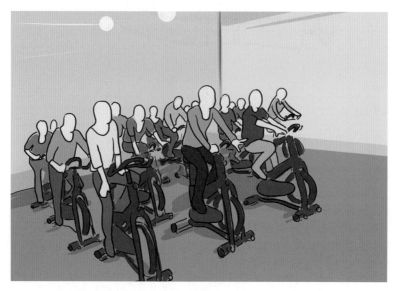

有氧运动

运动强度

乳腺癌术后患者提倡进行中低强度运动，一般采用中等强度的运动，持续 20~30 分钟。运动中达到的运动强度为个体最大强度的40%~70%，或最大心率的 60%~85%。①步行锻炼可分为低速度（60~80步/分钟）和中等速度（80~100步/分钟）。②慢跑时，呼吸和步伐要协调，建议跑、走交替为好。③对没有运动习惯的人，运动量要逐步增加。一般人运动之后，可有周身轻度不适、疲倦、肌肉酸痛等感觉，通过休息或睡眠第二天早上应消失或显著缓解。

运动频率

运动频率建议每周 3~5 次，如运动量小，则每天 1 次。运动要注意循序渐进，持之以恒，因人而异地进行调整。合适的运动量标准主要有：心率增加小于 40 次/分，呼吸加快但不影响说话，身体微微出汗但不是大汗淋漓。自我判断运动量是否合理，以心率为例，运动时宜保持在100~120 次/分，不超过 130 次/分，运动后 3~5 分钟心率应该恢复到运动前水平。睡眠好，食欲佳，没有任何不舒服。

运动场地

运动场地要求道路平坦，空气清新。应避开水泥路面和不平整的路面。慢跑的场所最好宽敞无障碍，如学校的操场或运动场。

5 性功能康复指导

和谐的性生活有助于夫妻感情的交流，增加婚姻关系的亲密性和满意度，有利于身心健康。然而，乳腺癌术后患者的婚姻质量并不高。术后绝大多数患者对自己的性生活状态不满意，主要表现为性生活减少、羞于对丈夫主动提出性要求、不敢与丈夫沟通她们的性欲望、想要从事性活动的

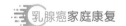
愿望减少、常常拒绝丈夫的性要求、难以在性活动中获得愉悦感等。因此，需要帮助患者克服心理障碍，树立自信心，改善夫妻关系。

影响夫妻性生活的因素

生理因素

乳腺癌术后患者由于乳房的切除及术后的放疗和化疗，引起自身形体变化、脱发、感染及内分泌紊乱等，导致患者性欲和性生活质量下降。

心理因素

患者一旦失去了一侧乳房，便觉得自己不健全，认为自己"不再是完整的女人"。或是在炎热的夏天，根治术后的患者觉得一侧乳房明显塌陷，不敢直腰，担心失去乳房的自己对丈夫缺乏吸引力。信心缺乏、自卑、胆怯等消极心理，严重影响患者的性生活质量。

配偶因素

配偶是乳腺癌术后患者的经济支撑者和精神支持者，配偶给予乳腺癌术后患者更多的关心、爱护，可减轻疾病和治疗带给患者在生活和精神上的压力和负担，是患者拥有满意性生活的基础。

社会因素

对很多中国女性来说，与人讨论性方面的问题，显得不庄重和不恰当。因此，术后性知识的匮乏，常常是乳腺癌术后患者恢复健康性生活的最大障碍。

术后性生活康复指导

良好的沟通在双方的性生活中的作用

女性在经历乳腺癌的诊断和治疗后，性生活的频次减少，很难恢复到患病前的状态。男性在想要进行性生活时可能考虑伴侣身体消耗等因素，年轻男性害怕失去伴侣，他们认为伴侣的身体更加重要。因此，主动告知伴侣，商讨何时开始性生活、如何进行等。主动沟通，让伴侣知晓只要身体许可，是可以进行正常的性生活的。

伴侣支持及自我心理调适的作用

乳腺癌术后会影响年轻女性的身体形象及自尊，使患者失去扮演正确角色的控制力，伴侣在陪伴过程中要注意发挥照护的潜能，伴侣的支持可以使她们在应对疾病的过程中恢复得更好。

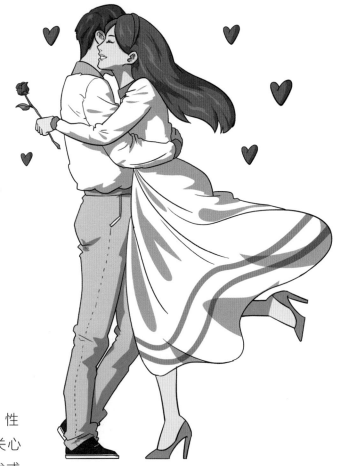

信息沟通和支持的作用

主动寻求医护人员的帮助。获取正确的性方面的相关知识，发展夫妻间满意的性关系，减少恐惧，提高舒适度。

适度开始性生活

术后早期患者体质较弱，性欲较低，此时配偶应体贴、关心患者，可通过相互抚摸、嬉戏或非形体接触等情爱活动来补偿性生活的缺失。术后一年患者可适当增加性生活的次数，但要注意不能过度激动、剧烈，并做好预防妊娠的防护措施，乳腺癌术后患者可通过佩戴义乳、转移夫妻性生活期间的注意力等方式，缓解视觉上的不适应，消除自卑感。

妊娠管理

对于有生育愿望的年轻患者，应该在医生的指导下，考虑是否妊娠。

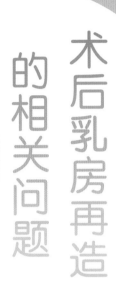

Part 10

10

术后乳房再造的相关问题

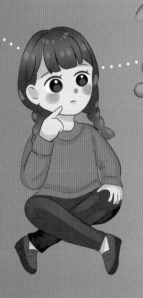

女性乳房是人体的功能器官之一，是女性形体美最显著的标志。失去乳房的女性特别是中青年妇女，有着失去第二性征的遗憾，一般会产生自卑、失望、羞愧的情绪，精神上感到压抑，从而失去对社交、恋爱、结婚的渴望，以至于失去生活的勇气。

什么是乳房再造

在整形外科医师的合作与配合下，乳腺癌改良根治手术后的乳房缺损与保乳术后的乳房畸形均可进行再造和修复，且已逐渐成为乳腺癌完整治疗方案中不可或缺的一个组成部分。

乳房再造的意义

由于乳房在人体美学方面的重要作用，失去乳房会对女性的身体和精神产生巨大的影响。乳房再造不仅可以改变乳腺癌患者乳房的外观，更可以减少乳腺癌患者乳房缺如所带来的心理痛苦，提高术后患者的生活质量及心理满意度。

乳房再造是如何完成的

乳房再造的分类

按照手术时间分类

乳房再造从时间上分为即时再造和延时再造，又称为一期再造和二期再造。即时再造是在乳腺癌根治术后立刻重建乳房，和乳腺癌手术同时进行，患者不会有乳房缺如的体验。延时再造则是在乳腺癌根治术后另选时机的乳房再造，患者经历了乳房缺如的痛苦，对于乳房再造有充分的准备和需要。

根据乳房再造使用的材料分类

根据乳房再造使用的材料不同，乳房再造分为自体皮瓣再造和假体再造。自体皮瓣再造是乳房再造的最新技术，能够造出看上去最自然的乳房。假体再造包括单纯假体乳房重建术、背阔肌皮瓣加假体植入乳房重建术等。假体再造的优点是创伤小、手术操作相对简单。

乳房再造对健康有不利影响吗

乳房再造会增加乳腺癌复发风险吗

目前的研究提示乳房再造对外科手术或肿瘤复发、转移的检出没有影响，也就是说乳房再造不影响乳腺癌术后患者的生存率和生存时间；尽管某些再造手术方式（如假体再造乳房）会对一些影像学检查造成一定影响，但乳房再造并不会明显妨碍影像学检查对乳腺癌的显示，不会推迟对肿瘤复发的检出时间节点。

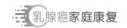

乳房再造对乳腺癌后期治疗的影响是什么

对术后化疗的影响

在正常情况下，乳房再造不影响术后化疗的进行。除非即刻再造术后出现较严重的并发症（如感染、切口裂开等），从而延迟愈合过程，否则不会对化疗的常规临床应用及治疗效果造成显著影响。

乳房再造对乳腺癌术后放疗的影响

采用假体再造并接受放疗的患者，并发症发生率明显高于自体组织再造并接受放疗的患者。目前对于放疗前还是放疗后置入假体进行再造，在学术上仍存在争议。但无论应用何种方法，放疗均会影响再造的远期美学满意度及总体满意度。如果患者术后可能需要放疗，应慎重考虑实施即刻乳房再造，选择自体组织进行再造才是最佳的治疗方案。

乳房再造对患者身体的伤害大吗? 会有后遗症吗

自体组织移植乳房再造常取自身下腹部的肌皮瓣、背部的肌皮瓣、臀部组织和大腿外侧的组织，其优点为：系自体组织，没有排异反应，因此术后并发症少；与对侧乳房保持对称，且不随时间延长而改变；能耐受放疗，应用范围广。但有其缺点：手术复杂，创伤大，手术时间及术后恢复时间长，取组织的部位（供区）会留有瘢痕。

假体植入乳房再造其优点为：创伤小、术后恢复快，没有供区瘢痕问题。但有其缺点：有假体导致的并发症，如包膜挛缩，在假体植入乳房再造2年后发生率超过15%。

乳房再造使用的填充物对身体有害吗

硅橡胶乳房假体运用于临床隆乳术至今，已给全世界数以百万计的妇女进行了乳房填充。美国整形外科学会教育基金会主席 Broody 等人认为，硅凝胶假体是一种隆乳假体的安全选择：有强有力的证据证明，硅凝胶假体不会致癌；硅凝胶假体内的硅凝胶，即使破裂后也不会向远处扩散。安全性和有效性是可靠的、有保障的。

选择乳房再造你需要了解这些

如何选择乳房再造的时机

外伤性乳房缺如、先天性乳房发育不良性乳房缺如，宜等待女孩至发育年龄时进行再造。乳腺癌术后的乳房再造可即时施行，也可在第一次手术后 3~6 个月后进行二期乳房再造，即在完成化疗后进行。如果是乳腺癌术后需进行放疗的患者，则宜在停止放疗 6~12 个月后进行，待放疗后皮肤及皮下瘢痕软化后，或"趋于软化"时进行。所有乳房再造的患者，特别是乳腺癌术后的患者，必须是身体健康、情绪稳定，没有精神及心理障碍，没有癌症复发的危险，而且对侧乳房是健康的，没有恶性肿瘤的患者。

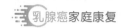

乳房再造的基本原则

必须将肿瘤治疗放在首位

乳房再造必须在确定肿瘤学安全、保证肿瘤治疗的前提下进行。乳房再造必须综合考虑乳腺癌的生物学特点，遵循综合治疗、无瘤操作等肿瘤外科手术原则。乳房再造的任何整形外科治疗都不应推迟乳腺癌辅助治疗的时间，不应影响乳腺癌辅助治疗的进行。

必须将乳房再造纳入乳腺癌的整个治疗方案

乳房再造不是一个独立于乳腺癌切除之外的过程。在初次制订乳腺癌治疗方案时，应有整形外科医生参与，将乳房再造考虑到整个治疗方案之中。在保证乳腺癌治疗效果的同时，尽可能地为乳房再造创造条件。

乳腺切除过程中应尽一切可能保留乳房再造条件

在乳腺切除过程中，应在不违反肿瘤学原则的前提下，尽可能保留乳房的皮肤、皮下组织以及重要的美学结构（如乳房下皱襞等），最大限度地为乳房再造保留条件，提高再造乳房美学效果和患者满意度。

尽可能在乳腺切除区域为待移植皮瓣保留丰富的血运

无论是即刻再造的乳腺切除后局部皮瓣，还是二期再造中的远位转移皮瓣，良好的血运是组织成活和实现一切美学效果必须优先保证的前提。当采用扩张器或假体进行再造时，必须保证有良好血运的组织进行覆盖，保证切口两侧缘的组织血供，保证伤口的良好愈合，避免扩张器或假体外露。

多学科合作以获得乳房再造的最佳效果

乳腺癌的治疗应由多学科团队合作进行，包括放射科、乳腺外科、整形外科、影像科、病理科、心理科、核医学科、免疫科、康复医学科等。整形外科医生是这个团队中不可缺少的一部分，只有加强多学科合作才能使治疗从肿瘤学、美学、心理学等方面达到最好的效果。

充分做好术前准备

　　乳房再造的技术难度与风险较大，且不易达到两侧完全对称，手术的成功有赖于术前对患者各方面条件的准确把握。因此，患者必须完全配合医生进行全面的术前检查与准确的术前评估，以降低手术风险，获得良好的手术效果。

 **乳房再造的效果如何**

　　目前，乳房再造手术已趋于成熟，假体的制作材料越来越接近自然，因此手术风险及术后并发症的发生率越来越小，手术总体安全可靠。下面有几个成功案例。

　　病例 1　乳房巨大纤维瘤切除及成形

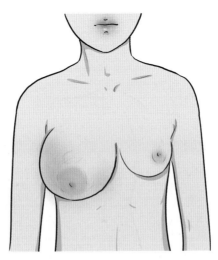

右乳房巨大肿瘤（术前）

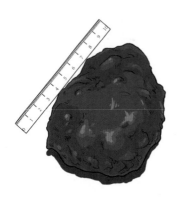

手术中切除的瘤体

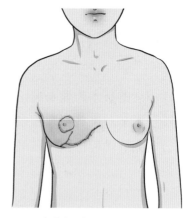

瘤体切除，乳房成形术

病例 2　右乳癌术后一期全乳再造

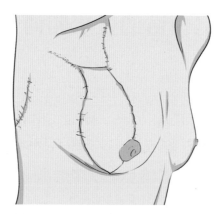

乳癌根治术后即刻应用"背阔肌皮瓣转移，
硅胶假体植入和乳头乳晕游离移植"再造乳房

病例 3　双乳腺癌前
病变行腺体全切，患者较
年轻，拒绝使用假体，医
生采用"自体背阔肌复合
组织瓣转移填充乳房成形
术"获得满意效果。

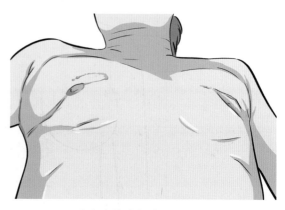

乳房腺体全切术后 6 个月

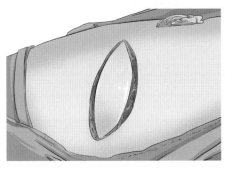
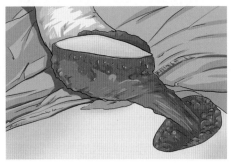

拟转移的背阔肌复合组织皮瓣切取　　　形成带血管蒂的复合组织瓣后

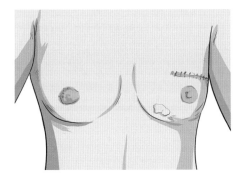
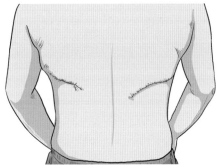

乳房填充成形后　　　供区直接缝合（兼具局部瘦身效果）

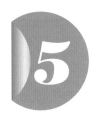

乳房再造后要定期随访和复查

随访时间

　　乳腺癌术后行乳房再造的随访时间应从术后开始，至术后 5 年以上，根据乳房再造方式不同，一般来讲，术后前 3 个月是每个月复查，半年后 3 个月复查，一年后每半年复查，两年后每年复查，之后根据患者的情况定期随访 5 年。

观察指标

乳腺癌的肿瘤学随访、乳房外形与对称性、切口瘢痕、供区功能、假体完整性、包膜挛缩及其他并发症。必要时还应包括心理变化和生活质量变化等。

检查项目

肿瘤学检查、乳房体表测量值、照相、供区运动功能测定、乳房假体包膜挛缩分级，必要时行 B 超、磁共振等特殊检查。

建议指导

乳房再造术后，患者应根据医嘱制订详细的术后康复计划，包括日常注意事项、运动、肿瘤学检查、复查时间等。

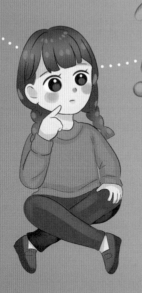

Part

11

乳腺癌术后
心理康复

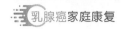

术后心理障碍

目前乳腺癌主要以手术治疗为主，手术会造成患侧乳房缺损。术后并发症、身体形象的改变以及化疗的毒副反应，如脱发、呕吐、食欲减退等，对乳腺癌患者的身心造成巨大痛苦，给家庭和社会带来很大的影响。

关注乳腺癌术后患者的心理状态，对其进行心理干预已成为癌症治疗的必要组成部分。良性的心理干预不仅可以降低乳腺癌患者的心理问题的发生率和肿瘤本身的复发率，还可以有效地帮助乳腺癌患者认识疾病、将提高生活质量作为乳腺癌治疗和康复的最终目标。

乳腺癌术后患者常见的心理问题，包括障碍性心理问题、适应性心理问题和发展性心理问题。

障碍性心理问题

乳腺癌术后患者的心理障碍主要表现为恐惧、焦虑、抑郁等。

恐惧是患者被确诊为乳腺癌初期的主要反应，也是乳腺癌术后患者常见的心理问题，一方面对术后形体的改变以及对未来生活的恐惧，另一方面害怕癌症复发和化疗的毒副作用。严重者甚至表现为不愿或害怕接受治疗，从而对疾病的转归产生极大的负面影响。患者对死亡的恐惧和对失去乳房后导致生活改变的担心等，会产生严重的焦虑和抑郁情绪。

适应性心理问题

乳腺切除对于患者来说是一次艰难的经历，需要患者重新适应和接受。乳房缺如影响了女人的自信心，女性容易产生自卑心理，同时患者还要面对癌症可能带来的生命威胁。患者术后常存在不同程度的适应困难，主要表现为以自我为中心、过度依赖等，对周围事物及他人不再关心，一切以自己的疾病为中心。对身体细微的异常症状和检查指标特别敏感，希望家人也关注并重视这些变化，常做各种重复检查和门诊随访，害怕劳累而长期休息，对家人的依赖程度增高。

发展性心理问题

疾病及身体形象受损等多重打击削弱了乳腺癌术后患者的自我认知和发展能力，导致患者产生一系列的心理问题，主要表现为自卑、悲观等。

害怕失去自身形体美而影响以后的恋爱、生育甚至社交活动，或害怕遭到丈夫的嫌弃而产生强烈的自卑感及不安全感。当病情不见好转时，悲观、绝望的情绪就越明显。

心理功能评定

掌握自我心理功能评定的方法其实并不难，它可以通过使用心理功能评定量表来完成。心理评定量表就相当于一把"量尺"，我们通过这把"量尺"来评测患者目前的心理状况如何？根据不同的评定结果，可以采取不同的应对策略，比如自我调理、去看心理医生等。

心理功能评定量表很多，最常用的有焦虑自评量表（SAS）、抑郁自评量表（SDS）、汉密尔顿抑郁量表（HAMD）和汉密尔顿焦虑量表（HAMA），用来评估患者的焦虑和抑郁情绪。

焦虑自评量表

焦虑自评量表（SAS）是一种分析患者主观症状相当简便的临床评估工具，常作为心理门诊了解患者焦虑情绪的一种自评工具。

焦虑自评量表　　　抑郁自评量表

抑郁自评量表

抑郁自评量表（SDS）是用于衡量抑郁状态轻重程度及其在治疗中的变化。

建立完善、系统的心理干预措施对解决乳腺癌术后患者的心理问题有着不可替代的作用，个人、家庭及社会都应当积极参与，这样才能妥善地解决乳腺癌术后患者的心理问题，提高乳腺癌术后患者的生活质量。

心理干预有个体心理干预、集体心理干预、家庭心理干预等；从干预内容看，有培养患者的自我效能感、生活及行为方式干预等。

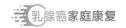

个体心理干预

个体心理干预是针对单个患者的个性化的心理干预方式。环境舒适、私密性好，有利于患者尤其是性格内向的患者敞开心扉，愿意把个人生活经历、病情发生发展进行回顾，便于医生了解、分析其可能的病因、性格特点、当前治疗手段及效果，针对目前不良情绪进行心理教育，改善患者对疾病的认识；进行有效的认知行为干预，帮助纠正认知偏差，重建思维模式，提高其对功能锻炼的主动性，改善患侧上肢功能、降低并发症的发生率，帮助患者树立战胜疾病的信心。常见的形式为面谈或电话随访。

集体心理干预

集体心理干预是为患者群体开展的活动，人数或多或少，利用医生与患者、患者与患者之间的良性互动关系，在相对公开的场合里统一开展活动，如请专家进行专题讲座、播放相关视频、患者经验介绍等。集体心理干预活动相对集中，耗时、耗力相对较少，但不利于保护患者的隐私，只能针对患者群体共性的问题进行疏导。

集体心理干预可以减轻患者的痛苦。

家庭心理干预

家庭心理干预是医生对患者和／或配偶作为一个整体而进行的心理治疗，利用家庭关系的纽带作用可以产生意想不到的效果，尤其对于与家庭原因有关的情绪障碍有较好的疗效。

对化疗患者的配偶进行认知、行为和心理的指导、干预，可以间接帮助患者，有利于疾病的康复。指导家属给予患者细心的生活照顾和精神鼓励。鼓励家人及亲属共同创造温馨的家庭环境，让患者感受来自家庭的温暖，体验亲人的关心和理解，帮助患者重拾信心，战胜疾病。

培养患者的自我效能感

自我效能感是指个体对自己能力的一种确切的信念（或自信心），这种能力使自己在某种背景下为了成功地完成某项特定任务，能够调动起必需的动机、认知资源与一系列行动。

培养自我效能感，首先要建立自信心，可以在日常生活中让患者做一些力所能及的小事，等完成一件小事后慢慢增加事情的难度，这样就能体会到自我的价值感。

生活及行为方式干预

运动疗法可以改善患者功能，提高生存质量，帮助患者回归社会，是康复医学的重要内容。乳腺癌患者手术治疗、内分泌治疗、化疗等综合治疗会在一定程度上改变患者的体重、体型等，进而降低患者对身材的满意度。

对于多数患者而言，可以借助肿瘤俱乐部等定期举办集体活动为载体的心理干预，通过轻松的形式化解患者的焦虑、抑郁等心理障碍；同时在条件允许的情况下，还可以加强家庭关系及生活方式的干预，全方位地为患者创造一个和谐的生活氛围，重塑患者的人生观，妥善地解决乳腺癌术后患者的心理问题，提高患者术后的生活质量。

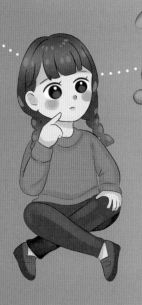

Part 12

患者的营养问题

乳腺癌的个体化综合治疗包括术前化疗、局部放疗、术后辅助化疗、内分泌治疗、分子靶向药物治疗、术后并发症管理以及晚期肿瘤姑息性治疗等，都或多或少地涉及或合并营养问题。

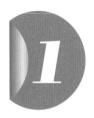

术后早期常见的营养问题

乳腺癌术后化疗前营养风险与营养不足的发生率很高。有调查显示，乳腺癌三种术式中，改良根治术出现营养不良的风险更大。

出现营养不良的原因

手术应激反应

乳腺癌术后早期，手术应激产生的某些细胞因子和分解激素可能通过某种机制导致应激性胰岛素抵抗；严重的胰岛素抵抗可使机体由糖转向脂肪供能。其次，麻醉、手术创伤导致的厌食、恶心、呕吐等胃肠道反应、术后患侧肢体的活动障碍、伤口疼痛等都可引起患者不适，食欲和饭量、选取食物的种类相应受到影响，导致营养状况下降。

患者心理问题

患者缺乏对自身疾病及营养知识的了解，而且被诊断为恶性肿瘤，对手术的担心，面对乳房的缺失，患者存在巨大的心理负担，引发情绪问题——焦虑、恐惧等不良情绪的困扰容易导致患者食欲下降。

营养支持可加速康复

研究表明，围手术期，无论是给患者增加肠外营养支持还是肠内营养支持，对患者的恢复都是有好处的，尤其是肠内营养支持（比如整蛋白型肠内营养制剂和乳清蛋白制剂）更简单、经济、有效。而且营养支持能加速皮肤切口的愈合。降低术后并发症的发生率，促进患肢肩关节功能恢复，改善患者生存质量。

术后营养问题

乳腺癌化疗药物的副作用众所周知。尤其是胃肠道反应（包括腹泻、恶心、呕吐、食欲缺乏、脱水、电解质紊乱等，少数还有便秘、腹痛等）严重影响患者营养摄入，增加营养消耗，造成患者营养不良。同时又增加了其他并发症，包括感染的风险，同时也对肿瘤的综合治疗产生不利的影响。

化疗期间的饮食个体化

了解患者的一般情况，包括职业、文化程度、消费水平、家庭情况、摄食量、常用食物、对食物的偏好、食物禁忌及常用烹饪方法等，并进行评估。根据评估的情况，发现问题，有针对性地给予患者饮食指导，制订食谱。对于食欲不佳、体质虚弱者，指导其多吃西红柿、木耳、鲜藕、饴糖、蜂蜜等，以滋润生津，增加食欲。发生呕吐时，患者适当休息，放松精神，指导其将生姜片入口细细嚼下，也可挤汁与甘蔗水调和同服，减轻呕吐症状。

对于恶心症状严重者，指导其多吃豌豆、萝卜、竹笋、白菜、橘子、胡椒等。由于化疗使患者的苦味感觉阈下降，所以食用氨基酸含量较高的食物时，如牛肉、猪肉、巧克力及马铃薯等，易产生恶心，应尽量避免。

适当调整饮食方式也可减轻消化道反应，指导患者在化疗前及化疗后1~2小时避免进食和接触油腻食物；在治疗前3~4小时尽量少食多餐。

化疗患者食欲普遍不佳，要向患者解释饮食营养状况是化疗能够顺利进行的保证，并给予积极的心理暗示，增进患者的食欲，对有消极情绪的患者，加强沟通，减轻不良情绪的影响。

分子靶向治疗的营养问题

为了使乳腺癌患者最大程度获益，尤其在晚期治疗中，推荐联合治疗为主。靶向药物可以和化疗药物联合使用，还可以与激素治疗联合使用、人们发现长期使用该类药物会带来一定程度的毒性作用，尤其是联合用药时，副作用增加。有学者报告了26例行分子靶向药物治疗发生5例胃肠道反应（19.3%），其中严重胃肠道不适1例，腹泻、电解质紊乱，停药后缓解。胃肠道反应包括恶心、呕吐、腹痛、腹泻，其中最常见的症状是腹泻，表现为大便变稀和次数增多。

对于分子靶向药物引起的消化道并发症，嘱患者多吃清淡流质或半流质食物，避免食用生冷、油腻和牛乳制品等不易消化的食物。当出现严重腹泻时可以补充糖盐水，监测电解质变化，注意观察大便的性质、量、次数、形状、颜色等，保持肛门清洁、干燥，便后用温水清洗。帮助患者保持衣服、床单清洁。发生内分泌治疗营养问题，应及时与医生共同研究解决。

晚期及终末期肿瘤的营养问题

对于晚期肿瘤患者，最好由多学科团队提供包括营养咨询、体育锻炼、营养支持、肿瘤治疗在内的评估和建议。晚期肿瘤患者常用的营养支持方式包括营养咨询、口服营养补充、肠内营养及肠外营养等。

终末期肿瘤患者不推荐常规的营养支持。对于接近生命终点的患者，只需极少量的食物以减轻饥渴感，并预防脱水引起的精神症状。此时，过度营养支持反而会加重患者代谢负担，影响其生活质量。特别是生命体征不稳定和多器官功能衰竭的患者，原则上不考虑系统性营养支持。